Gabriele Grünebaum · Dr. med. Loay Okko

Meine Schwangerschaft – Tag für Tag

Gabriele Grünebaum · Dr. med. Loay Okko

Meine Schwangerschaft –
Tag für Tag

Fundierte Information und wertvoller Rat
für jeden Tag der Schwangerschaft

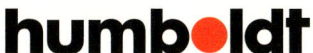

Bibliografische Information der Deutschen Nationalbibliothek
Die Deutsche Nationalbibliothek verzeichnet diese Publikation
in der Deutschen Nationalbibliografie; detaillierte bibliografische Daten
sind im Internet über http://dnb.ddb.de abrufbar.

ISBN 978-3-86910-309-9

Die Autoren:
Gabriele Grünebaum ist Medizinjournalistin und Buchautorin. Sie hat sich als Expertin rund
um die Themen Schwangerschaft und Kinder einen Namen gemacht.
Dr. med. Loay Okko ist Facharzt für Frauenheilkunde und Geburtshilfe und hat sich auf Prä-
nataldiagnostik, spezielle Geburtshilfe und Perinatalmedizin spezialisiert. Dr. Okko ist seit
1983 Mitglied der DEGUM (Deutsche Gesellschaft für Ultraschalldiagnostik in der Medizin)
und seit 1993 Leiter des Sonographie-Ausbildungszentrums im Kreiskrankenhaus Waldbröl,
wo Ärzte in vorgeburtlicher Diagnostik ausgebildet werden.

Originalausgabe

© 2009 humboldt
Ein Imprint der Schlüterschen Verlagsgesellschaft mbH & Co. KG,
Hans-Böckler-Allee 7, 30173 Hannover
www.schluetersche.de
www.humboldt.de

Lektorat: Maria Anna Söllner, München
Covergestaltung: DSP Zeitgeist GmbH, Ettlingen
Innengestaltung: akuSatz Andrea Kunkel, Stuttgart
Titelfoto: corbis/Fancy/Veer/Corbis
Satz: PER Medien+Marketing GmbH, Braunschweig
Druck: Grafisches Centrum Cuno GmbH & Co. KG, Calbe

Hergestellt in Deutschland.
Gedruckt auf Papier aus nachhaltiger Forstwirtschaft.

Inhalt

Vorwort

Jede Schwangerschaft mit ihren vielen mehr oder weniger aufregenden Überraschungen, die letztlich in der Geburt eines gesunden und zufriedenen Menschen enden soll, ist eine aufregende Zeit im Leben einer Familie.

Was geschieht während der 280 Tage, die eine Schwangerschaft nominell dauert? Welche Phänomene sind normal? Was kann ein Paar schon vor der Geburt tun, um sein Kind beim Start ins Leben optimal zu unterstützen? Was kann ein Hinweis auf Probleme sein und wann sollte man zum Arzt gehen? Welche juristischen Dinge gibt es im Zusammenhang mit einer Schwangerschaft zu berücksichtigen? Diese und viele Fragen mehr stellen sich in den neun Monaten.

„Meine Schwangerschaft – Tag für Tag" ist Lesebuch und Ratgeber in einem. Sie finden hier Antworten auf viele Fragen, die im Laufe einer Schwangerschaft auftreten, aber auch kleine Anekdoten und Informationen rund um das Thema.

Ich möchte an dieser Stelle meinem Bruder, dem Geburtshelfer und Gynäkologen Dr. Amos Grünebaum von ganzem Herzen danken, dass er mich gelehrt hat, wie wichtig gerade im Zusammenhang mit einer gesunden Schwangerschaft die unmissverständliche Kommunikation zwischen den werdenden Eltern und dem Arzt ist und wie wichtig es ist, dass Eltern gut über alle Vorgänge in der Schwangerschaft informiert sind, damit sie selbstverantwortlich alle Entscheidungen sicher treffen können.

Ich wünsche Ihnen viel Spaß beim Lesen.

Ihre
Gabriele Grünebaum

1. Tag

Erster Tag der Schwangerschaft und doch nicht schwanger

Rein rechnerisch ist heute der erste Tag Ihrer Schwangerschaft, und dies, obgleich Sie noch gar nicht schwanger sind. Bei der Berechnung der Schwangerschaftsdauer und des Entbindungstermins geht man immer vom ersten Tag der letzten Menstruation aus, weil dieser Termin meist bekannt ist. Der Zeitpunkt des Eisprungs und der Befruchtung ist hingegen nur sehr selten bekannt. Weiterhin geht man bei den Berechnungen davon aus, dass ein durchschnittlicher Zyklus 28 Tage dauert.

Heute haben Sie Ihre Menstruation bekommen. Möglicherweise bereiten Sie sich auf eine Schwangerschaft vor, und vielleicht rechnen Sie gar nicht damit, in diesem Zyklus schwanger zu werden.

Falls Sie sich ein Baby wünschen oder falls es wahrscheinlich ist, dass Sie bald schwanger werden, gibt es vieles, was Sie dafür tun können. Leben Sie gesund. Essen Sie gesund. Bewegen Sie sich viel. Und lieben Sie. Die Wahrscheinlichkeit, schwanger zu werden, steigt, wenn Sie regelmäßig ungeschützten Geschlechtsverkehr haben.

In den USA wird übrigens allen gebärfähigen Frauen rein vorsorglich empfohlen, regelmäßig Folsäure einzunehmen, da dieses Vitamin für eine gesunde Entwicklung des Embryos und des Fötus wichtig ist (siehe Seite 15).

2. Tag

Folsäure

Die Folsäure, ein B-Vitamin, spielt nicht nur während, sondern auch schon vor Beginn der Schwangerschaft eine besonders wichtige Rolle. Sie ist für die gesunde Embryonalentwicklung unentbehrlich.

Folsäure ist in den heutigen Lebensmitteln meist nicht ausreichend vorhanden und kann nicht im Körper gespeichert werden. Sie wird in der Schwangerschaft vier- bis fünfmal schneller als normal ausgeschieden. Die Folge kann ein Mangel an Folsäure sein, der zu Fehlbildungen des Rückenmarks beim Embryo führen kann.

Weltweit sind sich alle medizinischen Fachgesellschaften einig: Gebärfähige Frauen sollten vorbeugend schon einige Wochen bevor sie schwanger werden vorsorglich Folsäure einnehmen. Denn Folsäuremangel ist in der Bevölkerung weit verbreitet. Gerade in den ersten vier Wochen der Schwangerschaft – wenn Sie vielleicht noch gar nicht bemerkt haben, dass Sie schwanger sind – trägt Folsäure entscheidend zur Entwicklung des Rückenmarks und des Zentralnervensystems bei. Studien haben gezeigt, dass die Einnahme von Folsäure schon einige Wochen vor der Empfängnis die Anzahl der Neuralrohrdefekte ("offener Rücken") beim Kind um 20 bis 60 Prozent verringert.

Jugendliche und Erwachsene benötigen normalerweise täglich etwa 400 Mikrogramm. Frauen mit Kinderwunsch und Frauen im ersten Schwangerschaftsdrittel wird dringend empfohlen, 600 bis 800 Mikrogramm Folsäure pro Tag als Nahrungsergänzung oder Arzneimittel einzunehmen.

Folsäure ist u. a. in Hülsenfrüchten, Hühnerei, Nüssen und Vollkorngetreide enthalten.

Alter	Folsäurebedarf pro Tag
Jugendliche und Erwachsene	400 µg
Schwangere	600 – 800 µg

3. Tag

Röteln

Eine Röteln-Infektion, die ansonsten recht harmlos ist, kann in der Schwangerschaft weitreichende Folgen für die Schwangerschaft und das Kind haben. Wenn sich eine Frau während der Schwangerschaft mit Röteln infiziert, kann das beim Embryo bzw. beim Fötus zu Herzfehlbildungen, Entwicklungsstörungen oder Taubheit führen und sogar Totgeburten zur Folge haben.

Daher wird allen jungen gebärfähigen Frauen eine Impfung angeraten, die nicht schon im Kindesalter Röteln gehabt haben und somit gegen die Erkrankung immun sind. Im Alter von etwa 15 Jahren sollten sich Mädchen auf Rötelnimmunität testen lassen. Falls sie nicht immun sind, sollten sie sich spätestens drei Monate vor Eintritt einer Schwangerschaft impfen lassen. Dennoch haben immer noch sechs bis acht Prozent aller Frauen im gebärfähigen Alter keinen ausreichenden Schutz gegen Röteln.

Wenn Sie schwanger sind, steht die Überprüfung des Antikörperspiegels, das heißt eine Untersuchung, ob ein Rötelnschutz besteht, beim Arzt an vorderster Stelle. Der Rötelntest ist Bestandteil der Mutterschaftsrichtlinien und wird anhand einer Blutuntersuchung gemacht. Das Ergebnis der Blutuntersuchung wird in Titer angegeben, das ist die Verdünnung des Antikörpers. Bei einem Titer von 1:32 oder höher geht man von einer Immunität aus.

Falls eine Schwangere nicht gegen Röteln immun ist, sollte sie möglichst vermeiden, sich in dieser Zeit zu infizieren.

4. Tag

Fruchtbarkeit

Die Phase der Fruchtbarkeit beim Menschen beginnt mit der Pubertät und endet für Frauen mit den Wechseljahren, dem Klimakterium. Männer hingegen können bis ins hohe Alter zeugungsfähig sein. Der Höhepunkt der Fruchtbarkeit ist bei Frauen im Alter von etwa 23 Jahren erreicht. Mit zunehmendem Alter nimmt die Fruchtbarkeit wieder ab.

Die Fruchtbarkeit einer Frau ändert sich zyklisch. In jedem Monat gibt es nur eine kurze Phase, in der eine Frau schwanger werden kann. Nachdem eine Eizelle ausgereift ist und sich von dem Follikel, in dem sie gewachsen ist, getrennt hat (diesen Vorgang nennt man Eisprung), ist sie etwa zwölf bis 24 Stunden lang befruchtbar. Eine Samenzelle hingegen ist in einer optimalen Umgebung fünf bis sechs Tage zur Befruchtung bereit.

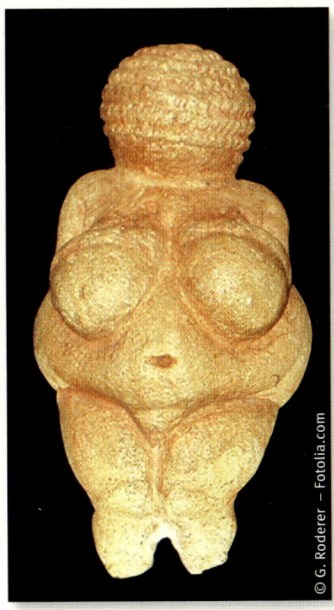

© G. Roderer – Fotolia.com

Viele fein aufeinander abgestimmte Abläufe sind notwendig, damit eine Samenzelle eine Eizelle befruchten und die Frau schließlich schwanger werden kann.

Zum Thema Fruchtbarkeit findet man in allen Kulturkreisen verschiedene Fruchtbarkeitssymbole, wie beispielsweise die Venus von Willendorf, die 25 000 Jahre v. Chr. entstand, oder Fruchtbarkeitsgötter wie Osiris im alten Ägypten, Demeter bei den Griechen oder Freya bei den Germanen.

Fruchtbarkeitssymbole gehören zur Kulturgeschichte aller Völker.

5. Tag

Junge oder Mädchen?

Ob Sie einen Jungen oder ein Mädchen bekommen werden, ist bei der Befruchtung schon festgelegt. Entscheidend für das Geschlecht des Kindes ist der väterliche Anteil des Erbgutes.

Jede Zelle im Körper trägt zwei Geschlechtschromosomen: Die Zellen einer Frau haben zwei X-Chromosomen, die Zellen eines Mannes haben die Geschlechtschromosomen X und Y.

Die Keimzellen (Samenzelle und Eizelle) entstehen durch Teilung einer Körperzelle. Daher haben alle Keimzellen, die aus der Teilung der (weiblichen) XX-Zellen hervorgegangen sind, das Geschlechtschromosom X, während die männlichen Keimzellen, die Spermien, entweder das X- oder das Y-Chromosom in sich tragen. Je nachdem, welche Samenzelle die Eizelle befruchtet, entsteht ein Mädchen (mit der Chromosomenkombination XX) oder ein Junge (Kombination XY).

Noch gibt es keine wissenschaftlich abgesicherten und zuverlässigen Tipps, um vorher zu bestimmen, wie ein Paar auf natürlichem Weg das Wunschgeschlecht des Kindes vorherbestimmen kann. Allerdings weiß man, dass weibliche und männliche Samenzellen unterschiedliche Eigenschaften besitzen:

- Die weiblichen X-Samenzellen mit einem X-Chromosom sind größer, stärker und langsamer.
- Die männlichen Y-Samenzellen sind kleiner, schwächer und schneller.

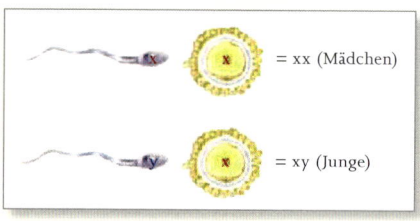

= xx (Mädchen)

= xy (Junge)

Das Geschlechtschromosom des Spermiums bestimmt das Geschlecht des Kindes.

6. Tag

Wie zeugen Sie das Wunschgeschlecht?

Da man weiß, dass und wie sich X- und Y-Samenzellen, die entweder einen Jungen oder ein Mädchen zeugen können, unterscheiden, kann man versuchen, sich diese Eigenschaften zunutze zu machen und Einfluss darauf zu nehmen, welche der Samenzellen beim Wettkampf um die Befruchtung das Rennen macht. Ist der Tag des Eisprungs bekannt, so kann das Paar ein wenig planen.

- **Möchten Sie ein Mädchen zeugen …**

  … dann ist es sinnvoll, etwa drei Tage vor der Ovulation (Eisprung) miteinander zu schlafen. Die Samenzellen mit dem Y-Chromosom gehen nach dem Geschlechtsverkehr schneller zugrunde, die weiblichen X-Samenzellen überleben länger. Also ist die Wahrscheinlichkeit höher, dass nach drei Tagen eine Samenzelle mit einem X-Chromosom auf die Eizelle stößt.

- **Soll es ein Junge werden …**

  … dann ist Geschlechtsverkehr am Tag der Ovulation (oder kurz vorher oder nachher) optimal. Männliche Y-Samenzellen sind schneller und erreichen möglicherweise das schon befruchtungsfähige Ei als erstes. Wenn der Mann einige Tage zuvor enthaltsam ist, ist der Anteil der männlichen Samen im Ejakulat erhöht. Und je tiefer der Penis in die Scheide eindringt, um so kürzer ist der Weg zum Muttermund.

Achtung: All diese Tipps bieten allerdings keine Gewähr dafür, dass Sie auch wirklich das Wunschgeschlecht zeugen werden.

7. Tag

Alkohol

Alkohol kann die gesunde Entwicklung des ungeborenen Kindes beeinträchtigen und gilt als die häufigste nichtgenetische Ursache geistiger Entwicklungsstörungen beim Kind!

Nachweislich sind Kinder, deren Mütter regelmäßig oder exzessiv Alkohol trinken, häufiger in der körperlichen Entwicklung zurückgeblieben. Sie haben häufiger Missbildungen, und das Risiko, dass Hirnfunktionsstörungen auftreten, steigt. Darüber hinaus sind sie in einem höheren Maße suchtgefährdet als Kinder von alkoholabstinenten Müttern.

Es gibt keinen bekannten Grenzwert, also keine Alkoholdosis, die als sicher ungefährlich gilt. Je mehr und je häufiger eine Schwangere Alkohol trinkt, umso höher ist das Risiko für das Kind, bleibende Schäden durch den Alkohol davonzutragen. Aktuelle Studienergebnisse britischer Wissenschaftler zeigten, dass selbst Kinder, deren Mütter während der Schwangerschaft ein knappes Glas Wein oder Bier pro Woche getrunken hatten – eine bisher als verträglich geltende Menge an Alkohol –, häufiger Verhaltensstörungen aufwiesen als Kinder abstinent lebender Schwangerer.

Man kann beobachten, dass wenig Alkohol trinkende Mütter zum Teil schwer alkoholgeschädigte Kinder gebären, während einige viel und exzessiv trinkende Mütter kaum oder nur leicht geschädigte Kinder zur Welt brachten. Dies macht deutlich, dass es unterschiedliche Empfindlichkeiten für die Folgen des Alkohols gibt.

Daher lautet die dringende Empfehlung an schwangere Frauen: Verzichten Sie während der Schwangerschaft zur Sicherheit Ihres Kindes ganz auf Alkohol!

8. Tag

Der weibliche Zyklus

Der weibliche Zyklus, auch Menstruations- oder Ovarialzyklus genannt, beschreibt die zyklische Veränderung im Leben einer geschlechtsreifen Frau. Er tritt etwa monatlich auf und betrifft u. a. ihre Fortpflanzungsorgane. Der Zyklus wird in drei Phasen eingeteilt:

- **Zyklusanfang**
  Der Zyklusanfang kann unterschiedlich lang dauern (meist zwischen zwölf und 21 Tagen), und zwar vom ersten Tag der Menstruation bis zum Eisprung.

- **Zyklusmitte**
  Die Zyklusmitte beschreibt die hochfruchtbare Phase und dauert etwa zwei Tage, nämlich um den Eisprung (Ovulation) herum.

- **Zyklusende**
  Das Zyklusende dauert meist zwölf bis 14 Tage und bezeichnet die Phase nach dem Eisprung bis zum Einsetzen der Menstruation.

Der weibliche Körper bereitet sich etwa alle vier Wochen auf eine eventuelle Schwangerschaft vor. Dieser Zeitraum ist jedoch individuell verschieden, er schwankt zwischen 25 und 35 Tagen. In den ersten beiden Wochen nach Einsetzen der Menstruation bereitet sich die Gebärmutterschleimhaut auf eine mögliche Schwangerschaft vor, und im Eierstock reift eine Eizelle, die ab dem Moment, wo sie aus dem schützenden Follikel springt, für zwölf bis 24 Stunden befruchtet werden kann.

9. Tag

Eizelle

Als Eizelle bezeichnet man die weibliche Keimzelle (Fortpflanzungszelle). Sie enthält alle genetischen Anlagen der Frau, die an die Nachkommen weitergegeben werden. Im Gegensatz zu allen andern Zellen im Körper des Menschen enthalten Eizellen nur einen Chromosomensatz.

Keimzellen entstehen durch zwei Reifeteilungen im Eierstock. Nach der Verschmelzung mit einer männlichen Keimzelle, der Samenzelle, erreichen sie wieder einen doppelten Chromosomensatz und sind damit teilungsfähig.

Die Eizelle ist die größte Zelle des Körpers, sie ist rund 200-mal größer als ein normaler Zellkern: Sie ist mit einem Durchmesser von 0,11 bis 0,14 mm gerade noch mit dem bloßen Auge sichtbar.

Wird die Eizelle zwölf bis 24 Stunden nach dem Eisprung nicht befruchtet, stirbt sie ab und die Monatsblutung setzt ein. Wird sie jedoch befruchtet, nistet sie sich in der Gebärmutterschleimhaut ein.

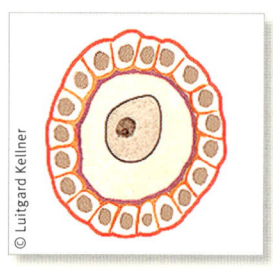

© Luitgard Kellner

Die Eizelle ist die größte Zelle des Körpers.

10. Tag

Samenzelle

Das Erbgut des Mannes befindet sich in der Samenzelle, dem Spermium oder Spermatozoon. Spermien werden vom Körper in großer Zahl in den Hoden produziert und sind deutlich kleiner als die zu befruchtende weibliche Eizelle.

Eine Samenzelle besteht aus einem Kopf, der die Chromosomen enthält, einem Mittelteil, das die Energie für die Fortbewegung liefert, und einem Schwanz zur Fortbewegung.

Die Samenzelle ist Bestandteil der Samenflüssigkeit, auch Sperma genannt, die beim Orgasmus des Mannes ausgestoßen wird. Das Sperma enthält viele Millionen von Samenzellen, die sich nach dem Geschlechtsverkehr auf den Weg zur Eizelle machen.

Der im Gebärmutterhals gebildete Schleim, der die Spermien sonst abfängt, ist während der fruchtbaren Zeit der Frau durchlässiger. Die Spermien können durchschnittlich zwei bis drei, unter besonders günstigen Bedingungen sogar bis zu sechs Tage überleben.

Es gibt zwei verschiedene Arten von Spermien, solche mit einem X-Chromosom und solche mit einem Y-Chromosom. Da alle Eizellen X-Chromosomen haben, ist das Geschlecht des neuen Menschen davon abhängig, welche Samenzelle die Eizelle befruchtet.

Das Geschlecht

X + Y = Junge
X + X = Mädchen

11. Tag

Der Weg des Spermiums zur Eizelle

Nach der Ejakulation, dem Samenerguss, befinden sich die Spermien in großer Anzahl im hinteren Scheidengewölbe, nahe dem Muttermund. Von dort müssen die Spermien aktiv etwa 13 bis 15 Zentimeter bis zum Zusammentreffen mit der Eizelle zurücklegen.

Auf dieser Strecke machen die Spermien einen weiteren Reifungsprozess durch, die sogenannte Kapazitation. Die allermeisten Spermien schaffen den Weg bis zu Eizelle nicht.

In einem durchschnittlichen Ejakulat (Samenerguss) befinden sich etwa 200 Millionen Samenzellen. Nur wenige von ihnen erreichen überhaupt die Eileiter. Und die, die den Weg geschafft haben, müssen unter Umständen noch einige Stunden oder Tage warten, bis die Eizelle aus dem Follikel springt und zur Befruchtung bereit ist.

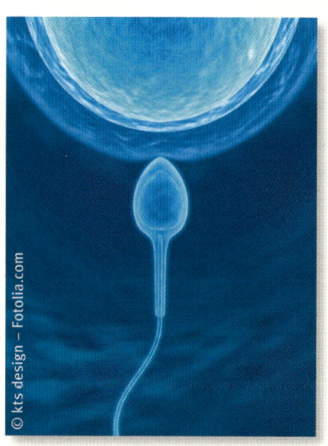

© kts design – Fotolia.com

Bis heute sind die Steuerungsmechanismen, die die Spermien zur Eizelle führen, nicht in allen Einzelheiten erforscht. Man hat aber kürzlich herausgefunden, dass Eizellen mit Hilfe von sehr gering dosierten chemischen Lockstoffen den Spermien die Orientierung erleichtern, damit diese die Eizelle auch aufspüren können.

Nur sehr wenige Spermien schaffen den Weg zur Eizelle.

12. Tag

Sex zum richtigen Zeitpunkt

Nach dem Eisprung ist die Eizelle nur für zwölf bis 24 Stunden fruchtbar. Die Samenzellen dagegen können in der Vagina bei guten Bedingungen etwa 72 Stunden überleben und in Ausnahmefällen auch bis zu fünf oder sechs Tage.

Also ist der Zeitraum der Fruchtbarkeit in einem Monat auf nur wenige Tage beschränkt. Er beginnt etwa drei Tage vor dem Eisprung (siehe Seite 17) und endet etwa zwölf Stunden danach.

Um die Tage entsprechend einzugrenzen, muss man „nur" noch wissen, wann der Eisprung stattfindet.

Sie erhöhen Ihre Chancen auf eine Schwangerschaft, wenn Sie während der fruchtbaren Phase etwa alle zwei Tage Geschlechtsverkehr haben. Aber selbst dann liegen die Chancen nicht bei 100 Prozent.

Tag des Geschlechtsverkehrs, abhängig vom Eisprung	Voraussichtliche Wahrscheinlichkeit, schwanger zu werden
−5	10 %
−4	16 %
−3	14 %
−2	27 %
−1	31 %
Tag des Eisprungs	33 %
Tag nach dem Eisprung	0 %

Diese Wahrscheinlichkeiten addieren sich jedoch nicht. Auch wenn Sie während der fruchtbaren Tage täglich Sex haben, so erhöht dies die Wahrscheinlichkeit schwanger zu werden, *nicht* auf 131 Prozent.

13. Tag

Drogen

Drogen können Ihre Gesundheit gefährden. Während der Schwangerschaft allerdings gefährden Sie dadurch nicht nur sich selbst, sondern in hohem Maße auch das ungeborene Kind. Drogenkonsum kann die gesunde kindliche Entwicklung stören und zu Fehl- oder Totgeburten führen.

Dass und wie Zigaretten und Alkohol die kindliche Entwicklung erheblich schädigen können, ist mittlerweile bekannt (siehe Seiten 20 und 30). Wie steht es aber z. B. mit Cannabis? Kann es in der Schwangerschaft dem Ungeborenen schaden? Leider gibt es nur wenige Studien, die sich mit dieser Frage beschäftigen. Zum einen liegt dies daran, dass es sich um eine illegale Droge handelt, zum anderen daran, dass viele der Frauen, die Cannabis während der Schwangerschaft zu sich nehmen, dies nicht offen zugeben.

Aus zahlreichen Umfragen aber weiß man, dass das Risiko für eine Frühgeburt und vorzeitig einsetzende Wehen unter der Einnahme von Cannabis während der Schwangerschaft ansteigt und das Geburtsgewicht eher niedriger ist als beim Durchschnitt.

Dass Ecstasy, während der Schwangerschaft eingenommen, zu einer deutlich erhöhten Missbildungsrate führt, hat eine britische Studie belegt. Das Risiko nimmt mit zunehmender Kombination mit anderen Drogen wie Kokain, Alkohol und Cannabis noch zu.

Spätestens wenn eine Frau also Kenntnis von ihrer Schwangerschaft hat, sollte sie sofort mit dem Drogenkonsum aufhören.

14. Tag

Eisprung

Als Eisprung, Ovulation oder Follikelsprung bezeichnet man die Ausstoßung der Eizelle aus dem Eierstock.

Die Eireifungsphase, also die Zeit, die die Eizelle braucht, um bis zur Sprungreife zu wachsen, kann bei jeder Frau und auch in jedem Zyklus verschieden sein. Wann der Eisprung stattfindet, ist abhängig von der jeweiligen individuellen Zykluslänge einer Frau und nicht sicher vorherseh- und berechenbar.

Sicherer kann man den Tag des Eisprungs rückwärts von der Menstruation ausgehend berechnen. Der Eisprung findet nämlich meist etwa zwölf bis 14 Tage vor Einsetzen der Menstruation statt. In einem Zyklus, der 28 Tage dauert, findet der Eisprung etwa am Tag 14 oder 15 statt, in einem Zyklus, der 32 Tage dauert, etwa am Tag 18 oder 19.

In jedem Zyklus reift normalerweise eine ganze Gruppe von Follikeln heran, wovon ein Follikel schließlich bis zu Reife weiter wächst und aufplatzt, um die befruchtungsfähige Eizelle zu entlassen, die sich dann vom Eierstock aus auf den Weg zur Gebärmutter macht. Dieser Moment wird Eisprung genannt. In den nächsten zwölf bis 24 Stunden kann die Eizelle nun befruchtet werden.

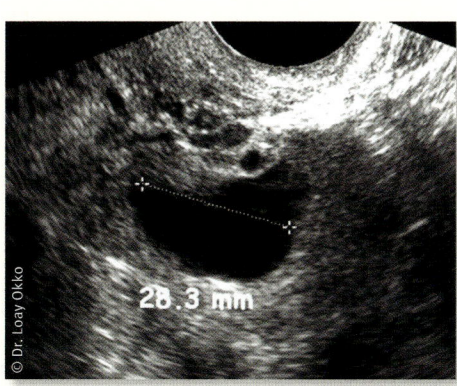

© Dr. Loay Okko

28.3 mm

Ein sprungreifer Follikel mit einem Durchmesser von 28,3 mm im Ultraschallbild.

15. Tag

Befruchtung

Falls vor einigen Stunden der Eisprung stattgefunden hat, so kann es heute, dem nominell 15. Tag der Schwangerschaft, zur Befruchtung der Eizelle kommen.

Als Befruchtung oder Konzeption bezeichnet man den Augenblick, in dem die Samenzelle in die Eizelle eindringt und die Zellkerne und somit die Erbanlagen beider Keimzellen miteinander verschmelzen.

Sobald die Samenzelle die Eizelle berührt, kommt es zur Verschmelzung der männlichen und der weiblichen Keimzellen. Der Kopf mit den Erbanlagen und der Hals des Spermiums werden ins Innere der Eizelle aufgenommen, während der Schwanz beim Eindringen in die Eizelle abgeworfen wird. Sobald eine Samenzelle in die Eizelle eingedrungen ist, ändert sich die Umhüllung der Eizelle dergestalt, dass keine weiteren Spermien aufgenommen werden können.

Die Dauer der Penetration (Eindringen) beträgt etwa 20 Minuten. Nach der Befruchtung schließt die Eizelle noch den letzten Schritt der sogenannten zweiten Reifeteilung (Reduktionsteilung oder Meiose) ab und erzeugt ihren halben Chromosomensatz. Die beiden Vorkerne der Eizelle und des Spermiums treffen sich dann in der Mitte der Eizelle und es kommt zur Verschmelzung beider Vorkerne, wodurch die Zygote (= befruchtete Eizelle) entsteht.

16. Tag

Der Tag nach der Befruchtung

Etwa 30 Stunden nach der Befruchtung teilt sich die befruchtete Eizelle, die nun Zygote genannt wird, in zwei Zellen, die sogenannten Blastomeren.

Die Blastomeren teilen sich nun etwa alle 20 Stunden erneut. Sie sind von einer festen, nicht dehnbaren Eihaut umgeben, der Zona pellucida. Solange sie erhalten bleibt, bis etwa zum fünften Tag, ist ein Größenwachstum nicht möglich. Bei all diesen Zellteilungen spricht man von sogenannten Furchungsteilungen. Die entstehenden Zellen werden deshalb bei jeder Teilung kleiner. Alle Tochterzellen heißen ebenfalls Blastomeren.

Die Zellteilung muss nicht streng synchron nach der Folge 4, 8, 16, 32, 64, 128 usw. stattfinden, sondern kann zu jeder beliebigen (geraden) Anzahl Zellen führen.

17. Tag

Rauchen

Rauchen während der Schwangerschaft schadet der Mutter und dem ungeborenen Kind. Schwangere sollten daher ganz auf das Rauchen verzichten.

Neben dem bekannten Gift Nikotin enthält eine Zigarette viele andere giftige Stoffe wie Benzol, Formaldehyd, Blei oder Arsen. Jede noch so kleine Dosis dieser Stoffe ist giftig.

Kinder von rauchenden Müttern sind meist leichter, haben nachweislich ein höheres Risiko für Früh-, Fehl- und Totgeburten und innerhalb des ersten Lebensjahres am plötzlichen Kindstod zu versterben oder an Leukämie, Asthma, Allergien und Infektionen zu erkranken. Kinder, deren Mütter in der Schwangerschaft geraucht haben, leiden häufiger als andere Kinder an Hyperaktivität.

Früher empfahl man Kettenraucherinnen, nicht abrupt mit dem Rauchen aufzuhören, sondern den Nikotinkonsum langsam auszuschleichen. Heute weiß man, dass jede Zigarette schadet und es besonders

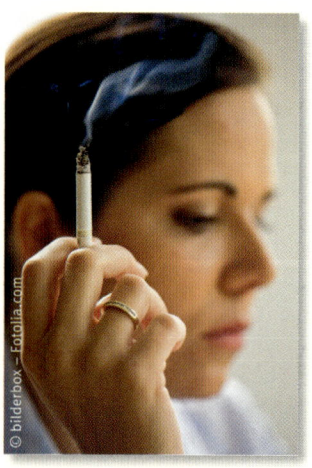

in der Schwangerschaft sinnvoll ist, so früh und konsequent wie möglich mit dem Rauchen aufzuhören.

Die Gesundheitsämter und viele Ärzte können Sie unterstützen, wenn Sie Hilfe brauchen, um mit dem Rauchen aufzuhören. Hilfe bietet auch das Deutsche Krebsforschungszentrum Heidelberg (Raucher-Telefon: 06221 424200).

Jede Zigarette schädigt das Kind.

18. Tag

Gesundes Essen

Bei Kinderwunsch und während der Schwangerschaft sollten Sie besonders auf Ihre Ernährung achten. Sie essen jetzt nicht nur für sich allein, sondern unterstützen mit einer gesunden Ernährung die gesunde Entwicklung Ihres Kindes. Dazu gehört auch, dass Sie Lebensmittel meiden, die möglicherweise Ihrer Gesundheit und der Ihres Babys gefährlich werden könnten:

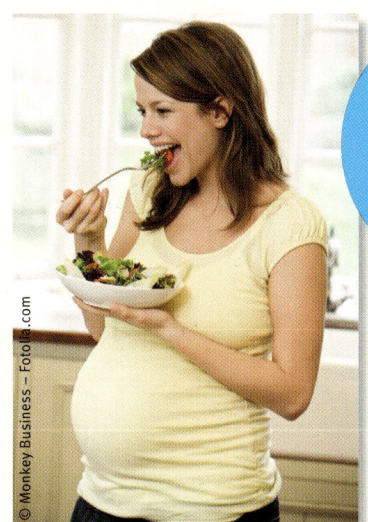

© Monkey Business – Fotolia.com

Gesunde Ernährung unterstützt die gesunde Entwicklung des Babys.

- Das Bundesinstitut für gesundheitlichen Verbraucherschutz und Veterinärmedizin (BgVV) empfiehlt, während der Schwangerschaft und Stillzeit den Verzehr bestimmter Fischarten wegen des hohen Quecksilbergehaltes einzuschränken. Zu den Fischen, deren Verzehr beschränkt sein sollte, gehören u. a. Haifisch, Schwertfisch, Barsch, Aal, Heilbutt, Gemeiner Stör, Rotbarsch, Hecht, Steinbeißer, Thunfisch; zu den weniger belasteten Fischarten gehört beispielsweise der Seelachs.

- Leber enthält so viel Vitamin A wie kein anderes Lebensmittel. Eine Überdosierung dieses Vitamins kann in bestimmten Fällen beim Kind Schäden an Augen oder Leber auslösen. Verzichten Sie darauf, während der Schwangerschaft größere Mengen an Leber zu essen.

- Rohmilchkäse und rohes Fleisch können Listeriose und Toxoplasmose übertragen (siehe Seiten 54 und 55).

- Koffein kann das Kindswachstum bremsen (siehe Seite 171).

Ernähren Sie sich gesund, vollwertig und abwechslungsreich, das schützt in der Regel vor Vitamin- und Eisenmangel (siehe Seite 130).

19. Tag

Medikamente

Bei der Einnahme eines Medikaments in der Schwangerschaft bekommt durch die enge Verknüpfung des mütterlichen und kindlichen Kreislaufs immer auch das Ungeborene von dem Medikament etwas ab. Da einige Medikamente, je nachdem wann sie während der Schwangerschaft eingenommen werden, zu schweren gesundheitlichen und Entwicklungsstörungen des Kindes führen können und es zu vielen Arzneimitteln keine ausreichenden Daten für eine differenzierte Risikobewertung während der Schwangerschaft gibt, sollten Arzneimittel in der Schwangerschaft grundsätzlich nur sehr zurückhaltend und nur in Absprache mit dem Arzt eingenommen werden.

Aber auch Schwangere und Stillende müssen behandelt werden. Denn unbehandelte Erkrankungen können sowohl die Mutter als auch das Kind gefährden. Daher ist immer das Risiko und der Nutzen für die Einnahme eines Medikamentes abzuwägen. Grundsätzlich sollten Sie während der Schwangerschaft nur Medikamente einnehmen, die Sie dringend benötigen und über deren Einnahme Sie zuvor mit Ihrem behandelnden Arzt gesprochen haben. Das gilt übrigens auch für verschreibungsfreie Medikamente, wie zum Beispiel Medizin gegen Schmerzen, Verstopfung oder Grippe, die Sie ohne Rezept in der Apotheke kaufen können.

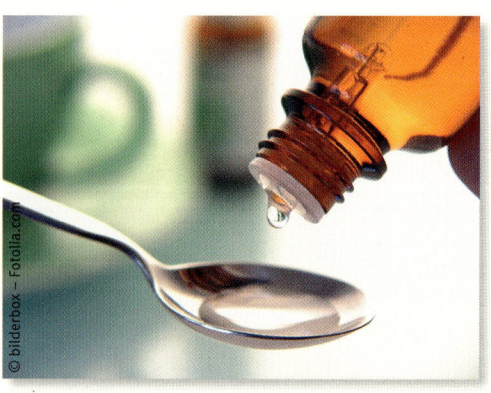

© bilderbox – Fotolia.com

Besprechen Sie mit Ihrem Arzt, welche Medikamente jetzt eingenommen werden dürfen.

20. Tag

Einnistung

Heute, am Tag 20 der Schwangerschaft, etwa fünf bis sieben Tage nach der Befruchtung, hat die befruchtete Eizelle, die sich seither weiter entwickelt hat und nun aus einigen hundert Zellen besteht, ihren Weg zur Gebärmutter zurückgelegt.

Die äußere Schicht dieser sogenannten Blastozyste, die Zona pellucida, bildet nun ein Enzym, das die Gebärmutterschleimhaut (Endometrium) andaut. So wird die Einnistung des Keims (Nidation oder Implantation) in die Schleimhaut der Gebärmutter ermöglicht.

Nach der Einnistung in die Gebärmutterwand bezieht die Blastozyste alle notwendigen Nährstoffe und den Sauerstoff für das weitere Wachstum von der Mutter.

Nach der Einnistung bildet der mütterliche Körper das Hormon Progesteron und das Hormon hCG, das humane Choriongonadotropin.

Dank des Progesterons wächst die Schleimhaut in der Gebärmutter weiterhin und entwickelt sich für die optimale Versorgung des Embryos. Das hCG, das nur in der Schwangerschaft gebildet wird, gelangt u. a. in das Blut und den Urin der Schwangeren.

Wenn eine ausreichende Menge dieses Schwangerschaftshormons im Blut und im Urin der Frau vorhanden ist, kann der Arzt dies feststellen. Es sorgt ab einer bestimmten Konzentration für einen positiven Schwangerschaftstest.

21. Tag

Wann beginnt das Leben?

Die Antwort auf die Frage, wann das Leben beginnt, wird aus biologischer, juristischer oder religiöser Sicht unterschiedlich beantwortet. Ist es der Zeitpunkt der Befruchtung, der Einnistung in die Gebärmutter oder die Geburt?

Juristisch gilt der menschliche Embryo von der Befruchtung an und spätestens nach der Einnistung in die Gebärmutter als ein Mensch.

Die katholische Ethik definiert den Beginn des Lebens früher, nämlich mit der Verschmelzung von Samen und Eizelle (übrigens auch in vitro, also im Reagenzglas). Die evangelische Ethik vertritt überwiegend dieselbe Position, einige evangelische Theologen verlegen aber den Beginn des Lebens auf die Einbettung der befruchteten Eizelle in die Gebärmutter.

Im Hinduismus glaubt man, dass das Leben in dem Moment beginnt, wo die Seele auf körperliche Materie trifft. Und der Islam geht meist davon aus, dass das Leben am 40. Tag der Schwangerschaft beginnt. Juden geben das Problem an die Wissenschaft weiter, die entscheiden soll, wann aus ihrer Sicht das Leben beginnt.

Ein Witz beschreibt die unterschiedlichen Sichtweisen:

Sagt der Pater: „Nun, ich bin der Ansicht, dass das menschliche Leben bereits beginnt, wenn sich Vater und Mutter in Liebe zusammentun." „Na ja," antwortet der evangelische Pfarrer, „Ich würde es so nennen: Das menschliche Leben beginnt, wenn die Samen- und Eizelle miteinander verschmelzen." „Nebbich," meint der Rabbiner, „das Leben beginnt, wenn der Hund tot ist und die Kinder sind aus dem Haus."

22. Tag

Der Embryo nach sieben Tagen

Seit dem Eisprung ist eine Woche vergangen, aber Sie wissen wahrscheinlich noch gar nicht, dass Sie schwanger sind. Der Keim ist jetzt etwa zwei Millimeter groß und wird – bis zur 10. Schwangerschaftswoche – als Embryo bezeichnet.

Den Embryo umgibt jetzt das Chorion, eine zottige Fruchthülle. Deren Zotten, die Chorionzotten, verwachsen in den nächsten Tagen mit der Gebärmutterschleimhaut. Sie werden einen Teil des Mutterkuchens bilden, der in Zukunft den Embryo versorgt. Der Haftstiel, mit dem der Embryo jetzt an die Gebärmutterschleimhaut anwächst, wird später zur Nabelschnur werden.

Nach der erfolgreichen Einnistung (siehe Seite 33) wird der Embryo vom mütterlichen Organismus mit Sauerstoff und anderen Nährstoffen versorgt. Er zeigt schon jetzt erste Anlagen von Kopf und Rumpf. Als erstes Organ ist das Herz in einem frühen Stadium zu erkennen.

So groß ist der Fötus

Scheitel-Steiß-Länge   2 mm

23. Tag

Die Embryonalphase beginnt

Nachdem sich der Keim in die Gebärmutter eingenistet hat, beginnt die sogenannte Embryonalphase, die bis Ende der 11. Schwangerschaftswoche dauert. In dieser Zeit entwickelt sich zunächst der Mutterkuchen (die Plazenta) zur Versorgung des Kindes.

In der Embryonalphase bilden sich die Organe, Herz, Milz, Lungen, Leber, Haut, Magen-Darm-Trakt, Bauchspeicheldrüse, Harnblase, Nervensystem, Sinnesorgane und Hypophyse, Knochen, Muskulatur, Blut- und Lymphgefäße.

Die erste Entwicklungsstufe des zentralen Nervensystems ist das Neuralrohr. Die Ausbildung des Neuralrohrs erfolgt beim Menschen zwischen dem 19. und 28. Tag der Entwicklung. Aus dem Neuralrohr entwickeln sich das Rückenmark, die Wirbelsäule und das Gehirn.

Jegliche Störungen, die in dieser Phase auftreten, können zu schwerwiegenden Fehlentwicklungen führen wie z. B. zu Neuralrohrdefekten oder offenem Rücken. Ein Mangel an Folsäure macht sich in dieser sensiblen Entwicklungsphase besonders bemerkbar (siehe Seite 15).

Während dieser Phase reagiert der Embryo auf toxische Einwirkungen besonders empfindlich. Jetzt können durch gefährliche Umwelteinflüsse und besonders durch Medikamente, Alkohol und Nikotin (siehe Seiten 20, 30, 32) Schäden in der Entwicklung des Embryos auftreten, die man Embryopathie nennt. Substanzen, die in diesem Zeitraum schädigend sein können, nennt man teratogen. Sie können zu einem Entwicklungsrückstand, zu Funktionseinbußen oder auch zu einer Fehlgeburt führen.

24. Tag

Ringelröteln

Ringelröteln werden häufig mit den Röteln verwechselt, sind aber eine ganz andere Erkrankung. Sie werden durch den Parvovirus B19 ausgelöst und durch Tröpfcheninfektion übertragen. Vorwiegend Klein- und Schulkinder erkranken an Ringelröteln.

Die Erkrankung ist normalerweise harmlos und verläuft häufig ohne Symptome oder aber mit leichten grippeähnlichen Beschwerden, roten Wangen und Ausschlag. Gefährlich sind Ringelröteln allerdings für Schwangere. Bei einer Infektion in den ersten Schwangerschaftswochen kann es zu einer spontanen Fehlgeburt kommen.

Frauen im gebärfähigen Alter, die viel Kontakt zu Klein- und Schulkindern haben, sollten wissen, ob sie gegen den Parvovirus B19 immun sind. Der Arzt kann das anhand einer Blutuntersuchung feststellen.

Schwangere mit fehlender Immunität gegen die Kinderkrankheiten Röteln, Ringelröteln, Masern, Mumps und Windpocken dürfen meist bis zur 20. Schwangerschaftswoche nicht in Einrichtungen tätig sein, die Kinder im Vorschulalter betreuen. Eine Impfung gegen Ringelröteln gibt es jedoch nicht.

25. Tag

Das Immunsystem des Embryos stärken – aber wie?

Eine ausgewogene, vollwertige und abwechslungsreiche Kost sowie frische Luft tun nicht nur der werdenden Mutter gut, sondern haben auch einen durchaus positiven Einfluss auf den Embryo und dessen Immunsystem.

Je mehr der Embryo und später der Fötus während der Schwangerschaft verschiedenen Einflüssen ausgesetzt ist, umso stärker wird sein Immunsystem. So sinkt beispielsweise das Risiko, eine Allergie zu entwickeln, je öfter die Mutter während der Schwangerschaft mit allergenen Stoffen in Kontakt gekommen ist.

Untersuchungen haben gezeigt, dass werdende Mütter, die wegen einer eigenen Allergie oder der Allergie anderer Personen aus ihrem Umfeld den Kontakt zur Umwelt einschränken, es dem kindlichen Organismus nicht ermöglichen, zu diesen Allergenen eine optimale eigene Immunreaktion aufzubauen.

Kinder von Müttern, die sich wenigen Allergenen aussetzen, leiden wahrscheinlich auch aus diesem Grund selbst später häufiger unter Allergien. Genetische Vorprägungen begünstigen diesen Effekt.

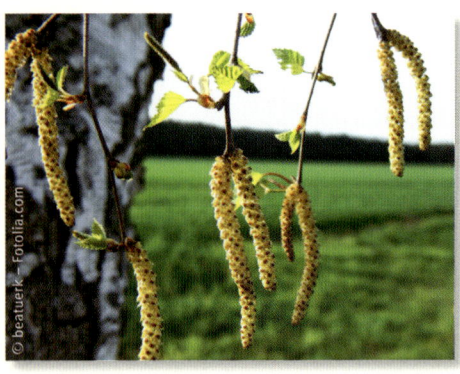

© beaturek – Fotolia.com

Der Kontakt mit allergenen Stoffen trainiert das Immunsystem.

26. Tag

Das Schwangerschaftshormon hCG

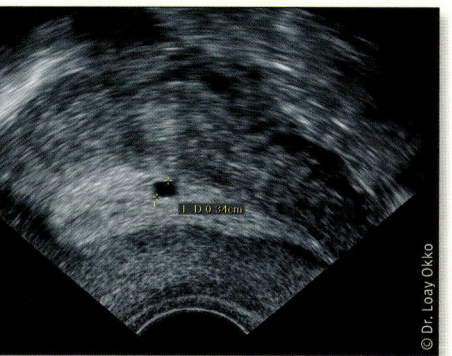

© Dr. Loay Okko

Auf dem Ultraschallbild ist jetzt der Fruchtsack zu erkennen.

Etwa ab dem siebten Tag nach der Befruchtung und direkt nach der Einnistung beginnt die Plazenta das Schwangerschaftshormon hCG zu produzieren, das humane Choriongonadotropin. Das hCG wird in die Blutbahn der Mutter abgegeben und befindet sich binnen kurzer Zeit auch im Urin der Schwangeren.

Da man im Blut wesentlich geringere Mengen des hCG nachweisen kann als im Urin, lässt sich die Schwangerschaft mit Hilfe eines Schwangerschaftsbluttests schon zwei bis drei Tage nach der Einnistung feststellen – das entspricht etwa acht bis neun Tage nach der Befruchtung. Ein Schwangerschaftsurintest erkennt die Schwangerschaft meist erst ein wenig später, nämlich zu dem Zeitpunkt, an dem Sie Ihre Menstruation erwarten.

Wenn der hCG-Wert bei mindestens 2000 IU/l liegt, erkennt der Arzt meist auch schon bei einer Ultraschalluntersuchung den Fruchtsack.

Die hCG-Konzentration steigt bis etwa zur 12. Schwangerschaftswoche steil an und sinkt dann wieder ab. Ein zu langsamer Anstieg des hCG kann ein Hinweis für eine Störung sein.

Zeit nach letzter Periode	hCG-Wert
3.–4. Woche	9–130 IU/l
4.–5. Woche	75–2600 IU/l
5.–6. Woche	850–20800 IU/l
6.–7. Woche	4000–100200 IU/l
7.–12. Woche	11500–289000 IU/l
12.–16. Woche	18300–137000 IU/l
16.–29. Woche	1400–53000 IU/l
29.–41. Woche	940–60000 IU/l

27. Tag

Erste Anzeichen einer Schwangerschaft

Einige Frauen bemerken die ersten körperlichen Veränderungen durch die Schwangerschaft schon, bevor sie ihre Menstruation erwarten. Sobald der Embryo sich eingenistet hat und das Schwangerschaftshormon hCG gebildet wird, könnten sich die frühesten Anzeichen der Schwangerschaft bemerkbar machen.

■ **Ihre Brustwarzen können jetzt sehr empfindlich sein.**
Beim Berühren und auch unter einem T-Shirt kann der Kontakt mit dem Stoff ein wenig unangenehm sein.

■ **Ihnen ist leicht übel.**
Einige Frauen klagen schon sehr früh in der Schwangerschaft über ein flaues Gefühl im Magen und über leichte bis schwerere Übelkeit.

■ **Sie müssen häufig zur Toilette.**
Wenn Sie jetzt häufiger auf die Toilette gehen müssen und immer mal wieder einen unerklärlichen Harndrang haben, ohne dass eine Blaseninfektion vorliegt, kann das ein Hinweis auf eine bestehende Schwangerschaft sein.

■ **Ein Schwangerschaftsfrühtest ist positiv.**
Wenn jetzt ein empfindlicher Urin-Schwangerschaftsfrühtest ein positives Ergebnis zeigt, dürfen Sie davon ausgehen, dass Sie tatsächlich schwanger sind. Er zeigt das Vorhandenseins des Schwangerschaftshormons hCG an, das nur in der Schwangerschaft gebildet wird (siehe Seite 39).

28. Tag

Die drei Trimester

Eine Schwangerschaft wird in drei Trimena oder Trimester eingeteilt:

1. Trimenon

Das erste Trimenon oder Trimester dauert von Beginn der Schwangerschaft bis zur 12. Schwangerschaftswoche. Es wird als Zeit der Anpassung beschrieben, in der sich Ihr Körper und Ihre Seele auf die neue Situation einstellten. Hierbei kann es einige Umstellungsschwierigkeiten geben, wie Übelkeit, Stimmungsschwankungen, Müdigkeit und anderes mehr.

2. Trimenon

Das zweite Trimenon dauert von der 13. bis zur 24. Schwangerschaftswoche. Es gilt als die Zeit des Wohlbefindens. Jetzt fühlen sich die meisten Schwangeren topfit. Die Umstellungsprobleme liegen hinter Ihnen, der Körper hat sich auf die Veränderungen eingestellt und der Bauch ist noch nicht so dick, dass er störend ist.

3. Trimenon

Das dritte Trimenon dauert von der 25. Schwangerschaftswoche bis zur Geburt. Diese Zeit wird zunehmend beschwerlicher. Ihr Bauch wird umfangreicher, das Gewicht nimmt zu und Ihre Beweglichkeit ab.

29. Tag

Der Embryo nach 14 Tagen

Zwar ist es jetzt etwa 14 Tage her, dass die Befruchtung stattgefunden hat, aber noch immer wissen die meisten Frauen nicht, dass sie schwanger sind. Falls Sie einen regelmäßigen 28-Tage-Zyklus hatten, erwarten Sie heute Ihre Menstruation.

Möglicherweise bemerken Sie Symptome, die Sie kennen, wenn Sie Ihre Menstruation erwarten: Brustspannen, leichte Bauchschmerzen und Stimmungsschwankungen. Das kann für Sie völlig normal sein.

Die Umbauvorgänge in Ihrem Körper beginnen jetzt und schreiten in den nächsten Wochen zügig voran. Auf dem Ultraschallbild kann nun schon ein kleiner Fruchtsack zu sehen sein.

Der Embryo wächst jetzt sehr schnell. Obgleich der Fruchtsack mit dem Embryo erst etwa zwei Millimeter groß ist, hat er schon erste Blutgefäße, Blutzellen und Vorläufer der roten Blutkörperchen.

Damit der Embryo gut mit Sauerstoff und Nährstoffen versorgt werden kann, formiert sich etwa ab dem 13. Tag nach der Befruchtung mit dem Vorläufer der Nabelschnur die Verbindung zwischen dem mütterlichen und dem kindlichen Blutkreislauf.

Diese Nabelschnur besteht aus vier großen Gefäßen: zwei Nabelarterien (Umbilikalarterien) und zunächst noch zwei Nabelvenen (Umbilikalvenen), die sich aber in den nächsten Wochen zu einer einzigen vereinigen.

Auch die erste Anlage für die Ausbildung des Herzens wird sichtbar, und das Neuralrohr sowie ein primitives Darmrohr sind nun angelegt.

30. Tag

Vorsorgeuntersuchungen in der Schwangerschaft

In Deutschland hat jede Schwangere einen gesetzlichen Anspruch auf ausreichende medizinische Untersuchung und Beratung während der Schwangerschaft entsprechend der sogenannten Mutterschaftsrichtlinien. Die Kosten übernehmen die gesetzlichen und privaten Krankenkassen. Wenn die Schwangere Leistungen nach dem Bundessozialhilfegesetz bezieht, übernimmt das Sozialamt die Kosten für diese Untersuchungen.

Für alle Untersuchungen, die im Rahmen der Mutterschaftsrichtlinien erfolgen, müssen Sie keine Praxisgebühr bezahlen. Das gilt auch für die ärztliche Untersuchung zur Feststellung der Schwangerschaft.

Berufstätige Schwangere müssen für sämtliche Vorsorgeuntersuchungen von der Arbeit freigestellt werden, ohne dass ein Verdienstausfall entsteht.

Die Untersuchungen sollten im Abstand von vier Wochen stattfinden, in den letzten zwei Monaten vor der Geburt alle 14 Tage. Sie umfassen unter anderem:

- Gewichtskontrolle,
- Blutdruckmessung,
- laborärztliche Untersuchungen,
- Kontrolle der Gebärmutter und
- Kontrolle der kindlichen Herzaktionen sowie
- Feststellung der Lage des Kindes.

Bestandteil der Vorsorgeuntersuchen sind drei Ultraschall-Untersuchungen (siehe Seiten 71, 141 und 211):

- in der 9. bis 12. Schwangerschaftswoche,
- in der 19. bis 22. Schwangerschaftswoche und
- in der 29. bis 32. Schwangerschaftswoche.

31. Tag

Schwangerschaftstest

Wenn Sie einen regelmäßigen 28 Tage langen Zyklus hatten, ist Ihre Menstruation nun seit vier Tagen überfällig. Möglicherweise spüren Sie schon verschiedene Veränderungen im Körper, die ein Hinweis auf eine Schwangerschaft sein können. Statt der erwarteten Blutung stellen sich vielleicht sogar Symptome ein, die sich anfühlen, als ob die Menstruation kurz bevorsteht.

Wenn Sie sicher wissen wollen, ob Sie schwanger sind, können Sie jetzt zu Hause einen Schwangerschaftsurintest machen. Ab dem Zeitpunkt der erwarteten Menstruation zeigt er meist an, ob Sie schwanger sind.

Machen Sie den Test nicht zu früh, denn dann könnte er ein falsches Ergebnis zeigen. Sinnvollerweise verwenden Sie einen Schwangerschaftstest, der das hCG erst ab einem Wert von 20 bis 25 mIU/ml (Milli-International-Units pro Milliliter) nachweist.

Sogenannte Frühtests haben eine höhere Empfindlichkeit, zeigen aber häufig „falsch positive" Ergebnisse. Ein falsch positives Ergebnis erhalten Sie, wenn der Test sehr früh gemacht wird, die Frucht sich aber in den ersten Tagen der Schwangerschaft nicht weiterentwickelt und mit der dann einsetzenden Blutung abgeht. Nur etwa 50 Prozent der befruchteten Eizellen entwickeln sich zu einer gesunden Schwangerschaft.

Ein falsch negativer Test kann vorkommen, wenn Sie den Test zu früh durchführen, und das Schwangerschaftshormon hCG noch nicht in ausreichender Menge im Urin vorhanden ist.

32. Tag

Schwangerschaftsdauer und Entbindungstermin

Der Schwangerschaftstest hat es gezeigt und/oder der Arzt hat es bestätigt: Sie sind schwanger! Herzlichen Glückwunsch.

Eine Schwangerschaft dauert vom Beginn der Befruchtung an bis zur Geburt durchschnittlich 38 Wochen. Da man aber meist nicht weiß, wann die Befruchtung stattgefunden hat, geht man bei allen Rechnungen vom ersten Tag der letzten Menstruation aus (und davon, dass Sie in einem 28-tägigen Zyklus schwanger geworden sind).

Das bedeutet rein rechnerisch eine mittlere Schwangerschaftsdauer von

- 280 bis 282 Tagen bzw.
- 40 vollendeten Wochen bzw.
- 10 Mondmonaten (Lunarmonaten).

Am gebräuchlichsten für die Berechnung des Geburtstermins ist die sogenannte Naegelesche Regel:

- Nehmen Sie dazu das Datum des ersten Tages der letzten Regel. Also zum Beispiel den 1.4.
- Addieren Sie zum Tagesdatum die Zahl 7 (1 + 7 = 8).
- Ziehen Sie von den Monaten die Zahl 3 ab (4 − 3 = 1).

Nach der Naegeleschen Regel wird Ihr Kind voraussichtlich um den 8. Januar des folgenden Jahres zur Welt kommen.

Aber Achtung: Nur ein geringer Prozentsatz aller Kinder werden am errechneten Termin geboren. Schwankungen von bis zu zwei Wochen plus/minus sind durchaus normal.

33. Tag

Wie weit ist der Vater schon eingebunden?

Jedes Kind hat eine biologische Mutter und einen biologischen Vater. Welche Rolle spielt der Vater während der Schwangerschaft? Die Frage stellt sich schon recht früh.

Wenn Sie und Ihr Partner sich erst einmal mit der Tatsache angefreundet haben, dass Sie schwanger sind und sich aus der Paargemeinschaft eine Familie entwickelt oder dass sich die vorhandene Familie vergrößert, ist zu klären, wer welche Aufgaben und welche Rollen übernimmt.

Die ersten Arztbesuche stehen an. Besprechen Sie, ob Sie allein hingehen oder ob und welche Begleitung Sie wünschen. Während die werdende Mutter die körperlichen Veränderungen und später auch den Fötus rein körperlich spürt, nähern sich die meisten Männer ihrem Kind eher von ferne. Heute geschieht die erste Annäherung über die ersten Ultraschallbilder. Diese Bilder können für Männer eine konkrete Hilfe sein, sich mit der neuen Rolle vertraut zu machen. Viele Väter begleiten ihre Partnerinnen gerne zu den Schwangerschaftsvorsorgeuntersuchungen.

Später, wenn der Geburtsvorbereitungskurs angesagt ist oder wenn die Entbindung geplant wird, stellt sich erneut die Frage, ob und wie sich der werdende Vater einbringen möchte.

Sprechen Sie miteinander über Ihre Ängste, Hoffnungen und Wünsche und geben Sie sich als Paar Zeit, zur Familie zu werden. Es ist weder der werdenden Mutter noch dem werdenden Vater damit gedient, wenn einer von beiden sich zu etwas gedrängt fühlt.

Übrigens: Nicht verheiratete Väter können die Vaterschaft schon vor der Geburt beim Jugendamt anerkennen. Mit dem Einverständnis der Mutter kann der unverheiratete Vater auch das gemeinsame Sorgerecht erklären.

34. Tag

Checkliste: Fragen an den werdenden Vater

Werdende Väter haben viele Möglichkeiten, sich in eine Schwangerschaft einzubringen und sich in ihre zukünftige Rolle einzufinden, schon bevor das Baby auf der Welt ist.

Möchten Sie …

- beim Schwangerschaftstest dabei sein und sehen, wie der Test ausfällt?
- zum ersten Besuch beim Gynäkologen mitgehen?
- zu den weiteren Vorsorgeuntersuchungen mitgehen oder nur zu den Untersuchungen, bei denen Ultraschallbilder zu sehen sind?
- bei einem Geburtsvorbereitungskurs dabei sein?
- eine Hausgeburt oder eine Entbindung in einem Geburtshaus unterstützen oder ist Ihnen eine Klinikgeburt lieber?
- bei der Geburt dabei sein?
- selbst die Nabelschnur durchschneiden?
- schon vor der Geburt die Vaterschaft offiziell anerkennen (nur bei unverheirateten Paaren)?
- dass das Kind Ihren Namen trägt?
- Elternzeit in Anspruch nehmen?

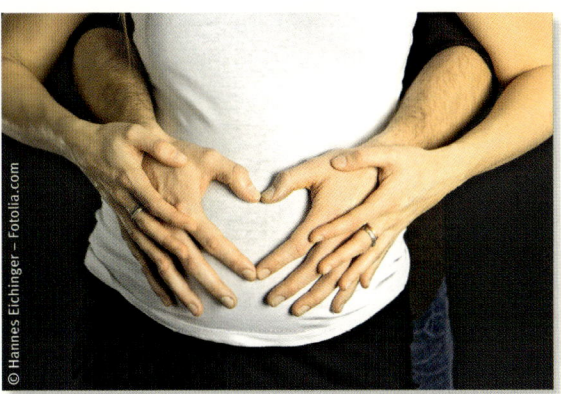

© Hannes Eichinger – Fotolia.com

Männer können sich über ihre Vaterrolle während der Schwangerschaft klar werden.

35. Tag

Blutungen

Häufig treten zu dem Zeitpunkt, an dem Sie Ihre Menstruation erwartet haben, und noch einige Tage danach leichte Blutungen auf, auch wenn ein Schwangerschaftstest schon ein positives Ergebnis gezeigt hat. Das ist nicht ungewöhnlich und muss nicht besorgniserregend sein. Leichte Schmierblutungen sind nicht unbedingt ein Hinweis, dass die Schwangerschaft beeinträchtigt oder gefährdet ist.

Starke Blutungen dagegen können durchaus das Ende der Schwangerschaft anzeigen. Falls in diesem frühen Stadium der Schwangerschaft eine starke Blutung vorkommt, so hat wahrscheinlich irgendetwas in dem komplexen Regelwerk Fortpflanzung nicht gestimmt. Jetzt gilt das Alles-oder-Nichts-Prinzip. Jegliche Störung der Entwicklung wird mit einem Abbruch quittiert.

Viele Frauen haben ein oder zwei Aborte in ihrem Leben, oftmals ohne dass sie dies bemerken. Auch wenn dies sehr traurig ist, so ist es doch nichts Krankhaftes.

Falls sich also jetzt trotz eines positiven Schwangerschaftstests Blutungen einstellen, sollten Sie Ihre Hebamme oder den behandelnden Arzt informieren, um sicher zu gehen, dass es keine weiteren Probleme gibt.

36. Tag

Der Embryo nach drei Wochen

Jetzt, drei Wochen nach der Befruchtung, wissen die meisten Frauen, dass sie schwanger sind. Einige Frauen merken dies schon sehr früh – andere Frauen fühlen sich erst dann schwanger, wenn der Bauch zu wachsen beginnt.

Die Entwicklung des Embryos schreitet sehr schnell voran. Es hat sich schon ein Herz entwickelt. Und obwohl es noch sehr primitiv ist und nur aus einer einzigen Röhre besteht, beginnt es jetzt schon zu schlagen.

Der Kopf entwickelt sich, und sehr grob sind schon die Augenanlagen, Nase, Ohren und eine Andeutung des Mundes erkennbar. Ebenso kann man die ersten Anlagen dort erkennen, wo einmal die Extremitäten wachsen werden.

Lunge, Leber, Bauchspeicheldrüse und die Schilddrüse beginnen zu entstehen. Das Rückenmark bildet sich und eine erste Anlage des Darms. Es werden Blutgefäße gebildet und Blutzellen zirkulieren.

Der Embryo ist noch winzig und hat jetzt etwa die Größe eines Reiskorns, der Fruchtsack einen Durchmesser von drei Millimetern.

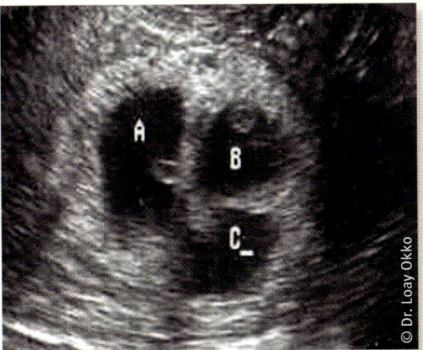

© Dr. Loay Okko

Die Anlage von Drillingen (A, B und C).

So groß ist der Fötus

Fruchtsackdurchmesser   3 mm

6. Woche

37. Tag

Brüste

Viele Frauen verspüren schon sehr früh in der Schwangerschaft Veränderungen in ihren Brüsten. Aufgrund der Produktion des Schwangerschaftshormons (hCG) beginnen die Umbauprozesse schon sehr früh. Die Brust bereitet sich auf das spätere Stillen vor. Die Brüste spannen, fühlen sich schwer an oder sind sehr empfindlich. Sogar der Büstenhalter kann schon unangenehm sein.

Bei einigen Frauen treten die Drüsen auf den Warzenvorhöfen, die sogenannten Montgomery-Drüsen, und die Adern deutlich hervor. Der Warzenvorhof (Areola) kann deutlich stärker pigmentiert sein. Derartige Veränderungen sind durchaus normal und verschwinden fast immer nach der Geburt bzw. nach der Stillzeit.

Bei einigen Frauen beginnen die Brüste schon jetzt zu wachsen, sodass sie bis zum Ende der Schwangerschaft und beim Beginn der Stillzeit um ein bis zwei Körbchengrößen angewachsen sind.

Bei anderen Frauen verändern sich die Brüste gar nicht, sodass sie sich sorgen, ob sie überhaupt stillen können. Die Größe der Brust ist jedoch abhängig von der unterschiedlichen Menge an Fettgewebe. Sie hat keinen Einfluss auf die Fähigkeit zu stillen. Für das Stillen ist allein das in jeder Brust gleichermaßen vorhandene Drüsengewebe von Bedeutung. Das bedeutet, dass auch Frauen mit sehr kleinen Brüsten stillen können!

38. Tag

Mutterpass

Meist schon bei Ihrem ersten Besuch beim Arzt, bei dem die Schwangerschaft festgestellt wird, wird Ihnen ein Mutterpass ausgestellt. Der Mutterpass wird vom Arzt oder der Hebamme kostenlos abgegeben. Er ist für zwei Schwangerschaften konzipiert.

Im Mutterpass wird jede Untersuchung, die die Schwangerschaft betrifft, eingetragen und dokumentiert. Er ist für alle behandelnden Ärzte und Hebammen, die sich um Sie kümmern, sehr wichtig.

Tragen Sie den Mutterpass, wenn möglich, immer bei sich und bringen Sie ihn zu allen Untersuchungen mit.

Für viele Frauen ist der Mutterpass ein Buch mit sieben Siegeln. Die zahlreichen Abkürzungen und Fremdworte sind für die meisten werdenden Eltern unverständlich und geben häufig Anlass zur Sorge, wenn sie zu Hause einen unverständlichen Eintrag des Arztes entdecken. Lassen Sie sich daher von Ihrem Arzt oder Ihrer Hebamme immer erklären, was dort eingetragen wird und was die Kürzel zu bedeuten haben (siehe auch Seiten 52 und 53).

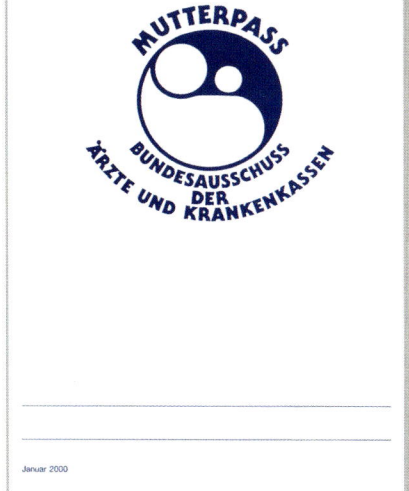

Der Mutterpass wird kostenlos vom Arzt oder von der Hebamme abgegeben.

39. Tag

Abkürzungen im Mutterpass entschlüsseln

Häufig werden die folgenden Abkürzungen im Mutterpass verwendet:

AK-Such-test	Bestimmung der (Rhesus-)Antikörper; bei diesem Test wird untersucht, ob sich Antikörper gegen Blutgruppen-Antigene gebildet haben.	EPI	Episiotomie (Dammschnitt)
		ET	Errechneter Geburtstermin
ATD	Abdominal-transversaler Durchmesser (von linker zu rechter Bauchseite)	EU	Extrauterine Gravidität (Schwangerschaft außerhalb der Gebärmutter im Eileiter, Eierstock, Bauchhöhle)
APD	Anterior-posterior Durchmesser (von Nabel zu Rückgrat)	FB	Fruchtblase (Amnion)
AU	Abdomenumfang (Umfang des Bauches/Brustkorbes)	FHF	Fetale Herzfrequenz (Herzschlag des Ungeborenen)
		FL	Femurlänge (Länge des Oberschenkels)
BEL	Beckenendlage (Steißlage)		
BIP oder BPD	Biparietaler Durchmesser (von Schläfe zu Schläfe)	FOD	Frontookzipitaler Durchmesser (von Stirn zu Hinterkopf)
CHD	Chorionhöhlendurchmesser (Fruchtsackdurchmesser)	FS	Fruchtsack
		FW	Fruchtwasser
CTG	Cardiotocograph (Aufzeichnung der kindlichen Herztöne und der Wehentätigkeit)	Hb/Ery	Hämoglobin (Blutfarbstoff), Erythrozyten (rote Blutkörperchen)
CX	Cervix Uteri (Gebärmutterhals)	HL	Humeruslänge (Länge des Oberarmknochens)
DR	Dammriss	HT	Kindliche Herztöne
E	Eiweiß	KB	Kindesbewegungen
EPH-Gestose	E = Edema (Ödem), P = Proteinurie (Eiweiß im Urin), H = Hypertonus (hoher Blutdruck)	KD	Kopfdurchmesser
		KL	Kindslage
		KU	Kopfumfang

40. Tag

LR	Letzte Regel
LSR	Lues-Suchreaktion; Syphilis (Lues venera) ist eine Geschlechtskrankheit, die zur Schädigung des Kindes führen kann. Bei der Vorsorgeuntersuchung wird deshalb nach Syphilis-Erregern gesucht. Im Mutterpass wird nur festgehalten, ob die Untersuchung stattgefunden hat, nicht das Ergebnis.
MM	Muttermund (Portio)
negativ, neg., −	negativer Befund
o. b.	ohne Befund (= alles in Ordnung)
positiv, pos., +	positiver Befund
QF	Querfinger (Maßeinheit, beschreibt den Fundusstand = oberer Gebärmutterrand)
QL	Querlage
Rb	Rippenbogen
Rh Faktor	Rhesus-Faktor
SL	Schädellage
SP	Spontangeburt
SS	Schwangerschaft
SSL	Scheitel-Steiß-Länge; die Länge des Babys vom Scheitel bis zum Steiß
SSW	Schwangerschaftswoche
V. a.	Verdacht auf
VBS	Vorzeitiger Blasensprung
VU	Vaginale Untersuchung; hierbei ertastet der Arzt die Beschaffenheit von Muttermund und Gebärmutterhals. So kann er rechtzeitig eine Frühgeburtsneigung erkennen, wenn z. B. der Muttermund weich wird und sich leicht öffnet.

41. Tag

Katzen und Toxoplasmose

Die Toxoplasmose ist eine sehr häufig auftretende Infektion, die durch den Parasiten Toxoplasma gondii übertragen wird. Hauptwirt der Parasiten sind Katzen, die die Erreger mit ihren Exkrementen ausscheiden.

Außerdem übertragen sich die Einzeller über Kontakt mit Erde (z. B. bei der Gartenarbeit), über die Nahrungskette durch rohe Eier, Rohmilchprodukte und Fleisch. Eine Übertragung von Mensch zu Mensch ist auszuschließen.

Die Toxoplasmose-Infektion führt normalerweise zu harmlosen grippeähnlichen Symptomen, aber eine Erstinfektion während der Schwangerschaft kann den Embryo schwer schädigen oder zum Abort führen. Vermeiden Sie also eine Erstinfektion in der Schwangerschaft!

Hierzu beachten Sie bitte die folgenden Ratschläge:

- Essen Sie keine rohen Fleischprodukte.
- Waschen Sie rohes Gemüse und Früchte gründlich.
- Waschen Sie die Hände vor dem Essen.
- Reinigen Sie die Katzentoilette nicht oder nur mit Handschuhen und an der frischen Luft.

Am besten ermittelt man den Antikörperstatus bei Frauen schon vor der Schwangerschaft. Denn wenn ein Test erst in der Schwangerschaft Antikörper zeigt, kann man zunächst nicht wissen, ob diese von einer alten oder frischen Infektion herrühren. Dann sind weitere aufwendigere Untersuchungen notwendig.

Im Rahmen der Mutterschaftsrichtlinien werden Untersuchungen im Zusammenhang mit einer Toxoplasmoseinfektion gegenwärtig jedoch nur bei begründetem Verdacht auf Toxoplasmose vorgenommen.

42. Tag

Listeriose

Die Listeriose kennen wir im Zusammenhang mit Rohmilch und Rohmilchkäse. Diese Infektionskrankheit wird durch Listeria-Bakterien verursacht. Die Erreger sind weltweit verbreitet. Sie kommen z. B. im Kompost und in Abwässern, aber auch in der Erde und auf Pflanzen vor. Im Grunde genommen ist die Infektion harmlos, sie wird gar nicht oder als grippeähnlich wahrgenommen.

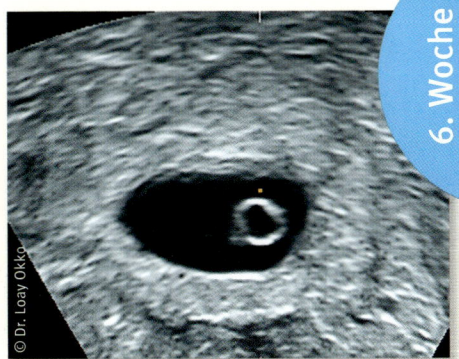

© Dr. Loay Okko

Der Embryo auf dem Ultraschallbild.

6. Woche

Bei Neugeborenen und bei Schwangeren, die ein etwa zwölffach höheres Risiko haben zu erkranken, ist die Infektion allerdings sehr ernst zu nehmen. Der Fötus kann sich im Mutterleib oder bei der Geburt anstecken. Es kann zu Fehlgeburten, zum Absterben des Fötus oder zu schweren Neugeboreneninfektionen kommen, häufig verbunden mit einer Meningitis.

Eine Impfung gegen Listeriose gibt es nicht. Daher ist es am sinnvollsten, das Ansteckungsrisiko während der Schwangerschaft zu senken. Dafür sind einige Grundregeln zu beachten:

- Garen Sie Fleisch- und Fischgerichte gründlich durch.
- Kochen Sie Rohmilch vor dem Verzehr ab.
- Essen Sie kein rohes Fleisch.
- Verzichten Sie auf den Verzehr von lange kühl gelagertem, vakuumverpacktem Räucherfisch sowie von Rohmilchkäse und entfernen Sie bei anderem Käse die Rinde vor dem Verzehr.

In Deutschland infizieren sich jedes Jahr etwa 50 Neugeborene. Listeriose lässt sich anhand einer Blutuntersuchung nachweisen und mit Antibiotika behandeln.

43. Tag

Der Embryo nach einem Monat

Vier Wochen sind seit der Befruchtung vergangen. Der Embryo ist gewachsen und hat jetzt die Größe eines Fingernagels erreicht.

So schnell, wie sich der Embryo nun entwickelt, wird er das nie wieder im Leben tun. Erkennbar ist jetzt der im Verhältnis riesige Kopf mit den Anlagen für die Augen und die Nase, die als große schwarze Punkte sichtbar sind. Auch die ersten Anlagen für die Ohren sind erkennbar. Die Knospen der Extremitäten beginnen zu wachsen. Hände und Füße sehen aus wie Paddel. Die Hände differenzieren sich und die Ansätze für die Finger werden deutlich. Der erste Knorpel in den Gliedmaßen entwickelt sich. Die Gliederung des Rückens wird deutlicher.

Das Herz hat sich in zunächst zwei und dann weiter in vier Kammern unterteilt. Es schlägt jetzt etwa 140- bis 150-mal pro Minute. Das ist etwa doppelt so schnell wie das Herz eines Erwachsenen. Der kindliche Herzschlag ist nun auch deutlich auf dem Ultraschallbild sichtbar.

Wenn der Embryo jetzt vermessen wird, misst man noch den gesamten Fruchtsack; der Durchmesser beträgt nun zwölf Millimeter.

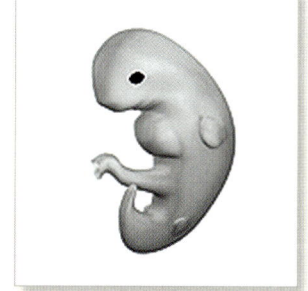

Der Kopf mit Augen, Nase und Mund ist schon zu erkennen.

So groß ist der Fötus	
Fruchtsackdurchmesser	12 mm

44. Tag

So wächst der Embryo

Durchschnittliche Daten zum Wachstum Ihres Kindes im Überblick:

Voll-endete Wochen	Gewicht in g	Größe	Frucht-wasser in ml	BIP in mm	AU in mm	FOD in mm	KU in mm
6		FS = 12 mm	1				
8		FS = 29 mm	10				
10		SSL = 34 mm	35				
12	60	SSL = 54 mm	75	17			
14	95	10 cm	155	31	90	39	119
16	150	12 cm	200	37	108	46	130
18	220	14 cm	350	43	128	54	152
20	330	18 cm	500	49	149	62	175
22	480	20 cm	650	56	172	71	198
24	670	22 cm	800	62	195	79	222
26	915	34 cm	900	69	219	87	245
28	1 210	37 cm	1 000	75	243	95	267
30	1 560	40 cm	1 000	81	266	102	287
32	1 950	43 cm	1 000	86	283	107	304
34	2 380	46 cm	1 000	90	307	112	317
36	2 810	47 cm	800	94	324	115	327
38	3 235	49 cm	800	96	339	116	332
40	3 500	50 cm	700				

FS = Fruchtsack
SSL = Schädel-Steiß-Länge
BIP = Biparietaler Durchmesser,
    gemessen von Schläfe zu Schläfe

AU = Abdomenumfang, Umfang des Bauches/Brustkorbes
FOD = Frontookzipitaler Durchmesser von Stirn
    zu Hinterkopf
KU = Kopfumfang

Abweichungen von diesen Werten können völlig normal sein oder auch ein Hinweis auf eine Störung. Der Arzt wird sich nie nur einzelne Werte anschauen, sondern sich ein Gesamtbild von der Entwicklung der Schwangerschaft und des Embryos bzw. Fötus machen.

45. Tag

Haustiere

Da eine Schwangerschaft keine Krankheit ist, besteht im Prinzip auch keine Einschränkung, was das Zusammenleben mit Haustieren betrifft. Es gibt aber eine Ausnahme: die mögliche Ansteckungsgefahr an Toxoplasmose, die schwangeren Frauen, die nicht dagegen immun sind, gefährlich werden kann (siehe Seite 54). Daher sollten Sie die besonderen Regeln im Umgang mit Katzen, die die Erkrankung übertragen können, beachten.

Wenn Sie ansonsten die gängigen hygienischen Regeln im Umgang mit allen anderen Haustieren beachten, wie z. B. regelmäßiges Entwurmen, stellt das Haustier kein zusätzliches Risiko für Mutter und Kind dar. Ganz im Gegenteil weiß man heute, dass Föten, deren Mutter mit möglichst vielen Allergenen (wie auch mit Tieren) in Kontakt kommen, später seltener an Allergien erkranken.

Sie sollten allerdings schon früh darüber nachdenken, wie das Zusammenleben mit dem Haustier und einem Neugeborenen sein kann. Hunde und Katzen zeigen bisweilen eifersuchtsähnliche Verhaltensweisen. So wird berichtet, dass es Katzen gibt, die sich gern ins Babybettchen und auch auf das Neugeborene legen, oder Hunde, die mal schnell zuschnappen, wenn ein Kleinkind zu fest zupackt. Falls Sie also mit einem oder mehreren Haustieren zusammenleben, sollten Sie später das Neugeborene und Kleinkind nie mit dem Haustier allein im Zimmer lassen.

46. Tag

Diät

Es ist keine gute Idee, während einer Schwangerschaft eine Diät zu machen. Auch wenn Ihr Körpergewicht zu hoch ist oder wenn Sie Sorge haben, zu viel zuzunehmen, sollten Sie sich gerade jetzt vernünftig, vollwertig, ausreichend und vielseitig ernähren und möglichst auf eine Diät verzichten.

Empfohlen werden 2 300 bis 2 600 Kalorien pro Tag, wobei besonders eine ausgewogene Kost wichtig ist, um eine Mangelernährung beim Ungeborenen zu vermeiden. Gesund in der Schwangerschaft sind Fisch, gut durchgebratenes mageres Fleisch, Obst, frisches Gemüse, Vollkorn- und Milchprodukte.

Wenn Sie übergewichtig sind oder Sorge haben, es zu werden, reduzieren Sie am ehesten Ihren Konsum an weißem Zucker, Schokolade, Süßigkeiten, Softdrinks und Keksen. Wenn Sie Appetit haben, steigen Sie auf frisches Obst um. Als Getränk bieten sich jetzt Wasser, Früchtetees und Obstschorlen an.

Ob und wie viel eine übergewichtige schwangere Frau noch zunehmen darf, sollte sie mit dem behandelnden Arzt besprechen. Abnehmen sollte sie aber sicherlich nicht!

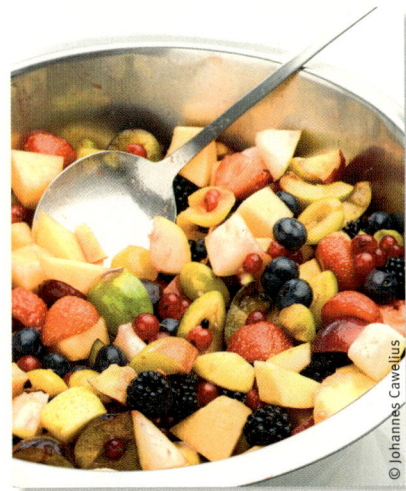

© Johannes Cawelius

**Frisches Obst ist gesund
und hilft bei Appetit auf Süßes.**

47. Tag

Linea nigra

Sie haben wahrscheinlich die helle Linie zwischen dem Bauchnabel und dem Schambein noch nie wahrgenommen – sie hat meist dieselbe Farbe wie Ihre Haut. Aber während der Schwangerschaft dunkelt diese Linie häufig nach und wird deutlich sichtbar – manchmal reicht sie sogar vom Rippenbogen über den Bauchnabel zum Schambein. Weil sie jetzt in der Schwangerschaft nachdunkelt, nennt man sie auch Linea nigra: schwarze Linie.

Die Zunahme des Östrogens und Progesterons während der Schwangerschaft regt die Produktion des Pigments Melanin an. Je dunkelhäutiger eine Frau ist, umso deutlicher tritt die Linie nun hervor. Bei den meisten Frauen wird die Linie einige Wochen nach der Entbindung wieder heller, bei einigen Frauen bleibt sie aber weiterhin deutlich sichtbar.

Ein Ammenmärchen besagt, dass Sie, wenn die Linea nigra vom Schambein bis zum Bauchnabel reicht, ein Mädchen bekommen, und wenn die Linie bis zum Rippenbogen reicht, ein Junge unterwegs ist.

Wer die Farbunterschiede möglichst gering halten möchte, sollte vermeiden in die Sonne zu gehen.

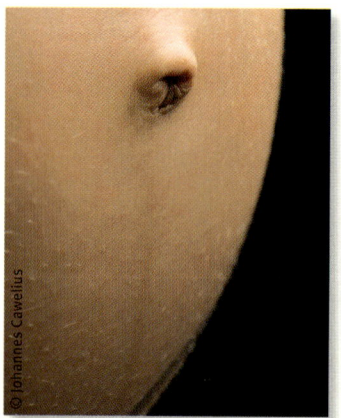

© Johannes Cawelius

Je dunkelhäutiger eine Frau ist, umso deutlicher ist die Linea nigra.

48. Tag

Schwangerschaftsstreifen

Schwangerschaftsstreifen (Striae gravidarum) sind Hautveränderungen, die aufgrund der vermehrten Kortisonproduktion während der Schwangerschaft entstehen. Etwa jede dritte Schwangere bekommt im Laufe der Schwangerschaft diese Hautveränderungen.

Durch die Dehnung des Unterhautgewebes entstehen dunklere Streifen an Brust, Oberschenkel, Bauch und/oder Po.

Besonders betroffen von Schwangerschaftsstreifen sind Frauen mit schwachem Bindegewebe, was auch genetisch bedingt sein kann. Bei Frauen, die ein besonders großes Kind bekommen, oder bei einer Mehrlingsschwangerschaft treten Schwangerschaftsstreifen häufiger auf.

Schwangerschaftsstreifen bleiben häufig nach der Geburt als feine Linien oder Narben zurück. Es kann aber durchaus vorkommen, dass sie ein Leben lang deutlich zu sehen bleiben.

Es gibt kein zuverlässig probates Mittel gegen Schwangerschaftsstreifen. Gezielte Zupf- und Knetmassagen unterstützen die Dehnungsfähigkeit der Haut. Auch Trockenbürstenmassagen, Gymnastik, Schwimmen und Wechselduschen fördern die Durchblutung und damit die Elastizität der Haut.

> **Bauchöl zum Selbermischen**
>
> 5 Tropfen Neroli-Essenz und
> 8 Tropfen Lavendel-Essenz
> in 50 ml Haselnussöl verrühren

- Beginnen Sie früh mit einer Zupf- und Knetmassage zur besseren Durchblutung der Haut.
- Als Massageöl eignen sich Vitamin-E-haltige Öle, Mandel-, Jojobaöl oder die unten genannte Ölmischung.
- Gymnastik und Schwimmen fördert die Durchblutung und kann den Schwangerschaftsstreifen ein wenig vorbeugen.

49. Tag

Übelkeit

Oft wird sie die Morgenübelkeit genannt – tatsächlich aber kann die Schwangerschaftsübelkeit zu jedem beliebigen Zeitpunkt des Tages auftreten.

Vielen Frauen wird morgens übel, wenn der Magen leer ist. Meistens geht es Ihnen besser, wenn Sie eine Kleinigkeit zu sich nehmen.

Hier einige Rezepte gegen Schwangerschaftsübelkeit:

- Kauen Sie schon vor dem Aufstehen an einem Zwieback.
- Trinken Sie über den Tag verteilt frischen Ingwertee.
- Lutschen Sie an einer Zitronenscheibe.
- Spülen Sie den Mund mit einer verdünnten Myrrhentinktur: Geben Sie in ein Glas Wasser 15 bis 20 Tropfen Myrrhentinktur aus der Apotheke, spülen Sie regelmäßig alle zwei Stunden.
- Akupunktur oder Akupressur gegen Schwangerschaftsübelkeit wird von vielen Hebammen angeboten. Besonders wichtig ist hier ein Punkt auf der Perikard-Leitbahn: Pe 6. Er liegt drei Finger breit oberhalb der Handgelenksfalte auf der Innenseite des Unterarms. Massieren Sie ihn mehrmals täglich sanft.

Wenn es sehr schlimm ist und Sie kaum Flüssigkeit und Nahrung bei sich behalten können, nennt man das Hyperemesis gravidarum. In so einem Fall ist ein Besuch beim Arzt oder sogar ein Aufenthalt im Krankenhaus angesagt.

Häufig kommt auch vermehrter Speichelfluss in der Schwangerschaft vor. Das nennt man Ptyalismus gravidarum.

50. Tag

Der Embryo nach fünf Wochen

Fünf Wochen ist die Befruchtung nun her. Aus dem Zellbündel der ersten Tage ist der Embryo entstanden, der einer kleinen Kaulquappe ähnelt. Noch wird meist der Fruchtsack vermessen, wenn man eine Aussage über die Größe des Embryos machen möchte. Der Körper streckt sich nur langsam aus seiner anfänglich gekrümmten Position.

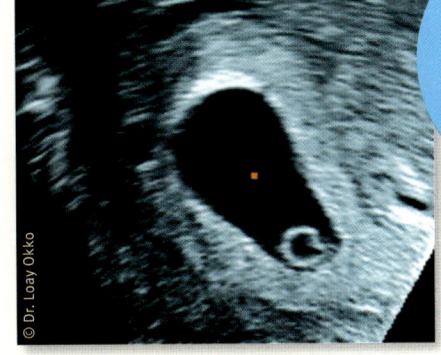

© Dr. Loay Okko

Das aktuelle Ultraschallbild.

Die Finger und Zehen trennen sich, sind aber noch mit einer Haut – ähnlich wie eine Schwimmhaut – miteinander verbunden. Mund, Nase und Nasenlöcher sind nun deutlich zu unterscheiden, die Augenhöhlen liegen noch seitlich in der Nähe der Schläfen.

Der Embryo ist zur Zeit sehr empfindlich gegenüber schädigenden Einflüssen von außen, denn jetzt ist die Organentwicklung voll im Gange.

Die meisten Organe sind jetzt schon angelegt und einige von ihnen funktionieren und arbeiten bereits. Die Nieren produzieren schon Urin, der Magen stellt Magensaft her und die Leber produziert rote Blutkörperchen, bis sich Knochenmark bildet und diese Aufgabe übernehmen kann.

So groß ist der Embryo	
Fruchtsackdurchmesser	21 mm
Scheitel-Steiß-Länge	9 mm

In den Augen ist der Sehnerv schon angelegt, Oberlippe und Nasenspitze sind bereits geformt, und der Embryo hat schon eine kleine Zunge.

51. Tag

Männerkindbett

Wenn Männer während der Schwangerschaft der Partnerin unter den sonst für Frauen typischen Schwangerschaftsbeschwerden leiden, nennt man das Männerkindbett oder Couvade-Syndrom. Die psychosomatischen Begleiterscheinungen der werdenden Väter, zu denen erhöhte Infektanfälligkeit, Übelkeit, Verdauungsstörungen, Schlaflosigkeit, Gewichtszunahme und Unruhegefühle gehören, sind zwar meist harmlos, aber dennoch suchen etwa 20 Prozent der betroffenen Männer mit diesen „Schwangerschaftsbeschwerden" einen Arzt auf.

Wie viele werdende Väter betroffen sind, kann nur geschätzt werden. In der Literatur geht man davon aus, dass elf bis 80 Prozent der werdenden Väter typische Schwangerschaftssymptome entwickeln.

Der Grazer Psychiater Professor Hans-Peter Kapfhammer glaubt, dass diese Symptome Ausdruck einer konfliktreichen Anpassung an die Schwangerschaft und an die künftige Vaterrolle sind.

In präindustriellen Gesellschaften und in vielen Teilen der Welt wurden die Symptome und Gefühlsveränderungen des Mannes in dieser Lebensphase rituell ausgelebt. Bei französischen Weinbauern wurde noch zu Beginn der 1920er Jahre das Couvade-Ritual (frz. *couver* – *ausbrüten, liebevoll betreuen*) beobachtet. Der werdende Vater ahmte die Geburtswehen der Frau nach, zog sich die Kleider seiner Frau an und lag gegen Ende der Schwangerschaft nur noch im Bett.

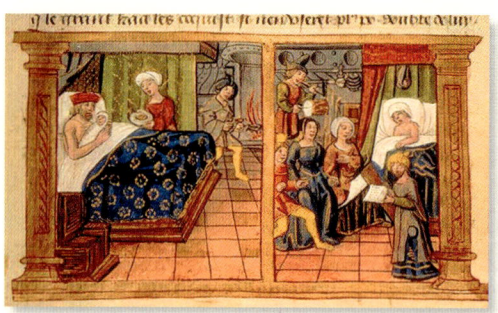

Darstellung des Convade-Syndroms in historischen Gemälden.

52. Tag

Arbeitsschutz

Nach deutschem Recht ist der Arbeitgeber, sobald er von der Schwangerschaft einer Arbeitnehmerin erfährt, verpflichtet, den Arbeitsplatz der werdenden oder stillenden Mutter so zu gestalten, dass sie oder ihr Kind vor Gefahren für ihr Leben und ihre Gesundheit geschützt ist. Maschinen, Geräte, Werkzeuge müssen entsprechend eingerichtet werden. So gelten u. a. folgende Bestimmungen:

- Die werdende Mutter darf nicht an Geräten oder Maschinen mit Fußantrieb beschäftigt werden.
- Die tägliche Arbeitszeit darf 8,5 Stunden nicht überschreiten.
- Schwere körperliche Arbeiten sind verboten.
- Der Arbeitgeber muss eine Sitzgelegenheit für kurze Ruhezeiten zur Verfügung stellen, wenn die Tätigkeit im Stehen ausgeführt wird.
- Akkordarbeit und Fließbandarbeit mit vorgegebenem Tempo sind verboten.
- Die werdende Mutter darf ab dem sechsten Schwangerschaftsmonat nicht länger als vier Stunden arbeiten, wenn ihre Tätigkeit nur im Stehen ausgeübt werden kann.
- Stillenden Müttern steht während der Arbeitszeit eine Stillzeit zu, die sie sich selbst einteilen dürfen.

Damit die Arbeitsschutzbestimmungen für Schwangere einsetzen können, müssen Sie den Arbeitgeber mit Hilfe eines entsprechenden ärztlichen Attestes über die Schwangerschaft informieren.

53. Tag

Änderungen im Hormonhaushalt

Nach Eintritt der Schwangerschaft ändert sich der gesamte Hormonhaushalt der Frau.

Zur Entspannung der glatten Muskulatur der Gebärmutter, der Blase, des Verdauungstrakts und der Blutgefäße werden zunehmend Östrogene und Progesteron produziert. Sie helfen, den weiblichen Körper an die Veränderungen anzupassen, die der wachsende Embryo mit sich bringt.

Die Prolaktinproduktion steigt an und erreicht ihren Höhepunkt etwa zum Zeitpunkt der Geburt und während der Stillzeit. Prolaktin trägt zur Milchbildung bei.

Zusätzlich wird die Bildung des Hormons Relaxin verstärkt, das die Bänder und das Bindegewebe geschmeidiger macht.

Gegen Ende der Schwangerschaft steigt der Endorphinspiegel an. Er erreicht während der Wehen seinen Höchststand. Die Endorphine erleichtern es der Frau, während der Geburt die Schmerzen zu ertragen.

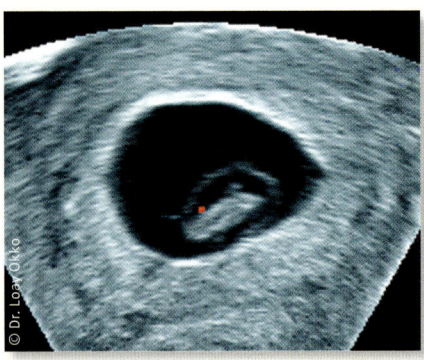

© Dr. Loa / Okko

Der Embryo in der 8. Woche.

Nicht immer ist das Zusammenspiel der Hormonproduktion optimal. Manchmal kommt es aufgrund der starken Veränderungen zu unerwünschten Nebenwirkungen wie Stimmungsschwankungen, die während der Schwangerschaft häufiger auftreten.

54. Tag

Vorsorge, Früherkennung und pränatale Diagnostik

Im Rahmen einer Schwangerschaft können verschiedene Untersuchungen durchgeführt werden. Es gibt die Schwangerschaftsvorsorgeuntersuchungen, die sogenannten Früherkennungsuntersuchungen und die pränatale Diagnostik. Diese drei Begriffe bedeuten unterschiedliche Dinge:

Zur **Vorsorge** gehört ein Katalog von Untersuchungen, die bei allen Schwangeren durchgeführt werden sollten, beispielsweise die Untersuchung des Rhesus-Faktors (siehe Seite 73). Wenn sich hier Auffälligkeiten abzeichnen, kann der Arzt frühzeitig medizinisch eingreifen.

Mit **Früherkennung** meint man, dass man frühzeitig Probleme erkennt, die man zwar unter Umständen nicht beheben, auf die man sich aber einstellen kann, um Mutter und Kind nicht zu gefährden. So wird man beispielsweise, wenn sich das Kind zum Geburtstermin in Querlage befindet und man dies frühzeitig erkennt, einen Kaiserschnitt planen.

Pränatale Diagnostik richtet sich vor allen auf die Entdeckung von Chromosomen-Unregelmäßigkeiten und kindlichen Fehlbildungen. Hier gibt es in der Regel weder eine Therapie noch hat das eigene Verhalten einen Einfluss auf die Ergebnisse. Meist werden die Eltern mit auffälligen Ergebnissen der pränatalen Diagnostik in eine große Ratlosigkeit entlassen, da ihnen unter Umständen als einzige Konsequenz ein Schwangerschaftsabbruch angeboten wird.

Informieren Sie sich immer vor derartigen Untersuchungen über die möglichen Konsequenzen!

55. Tag

Was ist eine Risikoschwangerschaft?

Rein statistisch nimmt die Anzahl der Risikoschwangerschaften zu. Das liegt daran, dass der Katalog der Kriterien, die eine Schwangerschaft zu einer Risikoschwangerschaft machen, ständig erweitert wird. Hierzu zählen:

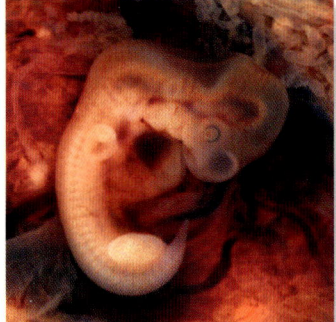

Sehr unterschiedliche Kriterien machen eine Schwangerschaft zu einer Risikoschwangerschaft.

- Erstgebärende über 35 oder unter 18 Jahren,
- chronische Erkrankungen der Schwangeren wie Diabetes, Herz- und Kreislauf-Erkrankungen wie Herzfehler und Bluthochdruck, Nieren- sowie Schilddrüsenerkrankungen,
- frühere Fehl-, Früh- oder Totgeburt,
- Mehrlingsschwangerschaft,
- Vorliegen einer Rhesus-Unverträglichkeit,
- Falschlage des Kindes (Quer- oder Steißlage),
- Drogenabhängigkeit der Schwangeren,
- frühere Entbindung durch Kaiserschnitt-Operation.

Die Einstufung der Schwangerschaft als sogenannte Risikoschwangerschaft bedeutet, dass die Schwangerschaft besonders betreut wird und der gesunden Entwicklung des Kindes besondere Beachtung geschenkt wird. Möglicherweise bestellt Ihr Arzt Sie häufiger zu den Vorsorgeterminen ein, und es werden häufiger Ultraschallkontrollen durchgeführt, um sicher zu sein, dass es dem Fötus und Ihnen gut geht.

56. Tag

Chlamydien

Eine Chlamydieninfektion zählt heute zu den häufigsten Geschlechtskrankheiten. Sie wird durch Bakterien (Chlamydia trachomatis) hervorgerufen, die bei einer Ansteckung zu Erkrankungen der Schleimhäute im Genitalbereich, aber auch der Augen und der Atemwege führt. Während die Erkrankung zunächst (!) meist unbemerkt verläuft, kann sie sich später durch Ausfluss, Juckreiz und Schmerzen beim Wasserlassen bemerkbar machen.

Eine Infektion mit Chlamydien kann schwerwiegende Folgen für die Schwangerschaft haben. Daher wird als Bestandteil der Schwangerschaftsvorsorgeuntersuchungen routinemäßig auch ein Test auf Chlamydien durchgeführt.

- Eine Infektion mit Chlamydien kann während der Schwangerschaft zu einem vorzeitigen Blasensprung und zu einem erhöhten Risiko für eine Frühgeburt führen.
- Für das Baby ist die Ansteckungsgefahr während der Geburt sehr groß. Die Folgen können Augenentzündung, Atemstörungen oder Lungenentzündung sein. Allein in Deutschland infizieren sich jährlich etwa 20 000 Babys an der Geschlechtskrankheit ihrer Mutter.

Bei einer frühzeitiger Diagnose ist eine Infektion mit Chlamydien mit Antibiotika recht erfolgreich behandelbar. Daher sind regelmäßige Tests gerade während der Schwangerschaft sehr sinnvoll.

Seit 2009 bezahlen die Krankenkassen jungen Frauen einmal pro Jahr einen Chlamydien-Urintest.

57. Tag

Der Fötus nach sechs Wochen

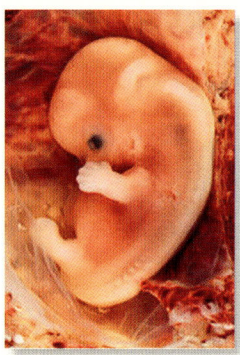

Das Ungeborene heißt jetzt Fötus.

Ab etwa der 8. oder 9. Schwangerschaftswoche ist die sogenannte Embryonalperiode abgeschlossen. Die Organe haben sich gebildet. Sie werden nun weiter wachsen und differenzierter. Das Ungeborene heißt jetzt Fötus oder Fetus (lat. *Fetus – Brut, Nachkommenschaft*).

Der Körper des Fötus entwickelt sich von oben nach unten und beginnt sich langsam aufzurichten. Immer noch ist der Kopf und der Oberkörper des Fötus erheblich größer als die untere Körperhälfte. Die Hände sind weiter entwickelt als die Füße. Die Schwimmhäute zwischen den Fingern verschwinden nun langsam. Die Augen werden von durchscheinenden Augenlidern bedeckt.

Noch hat sich der Körper der Schwangeren nicht sichtbar verändert, viele Schwangere sehen in diesen Wochen strahlend aus.

Möglicherweise sitzen die Hosen schon ein wenig knapper, auch wenn das Gewicht sich noch nicht wesentlich geändert hat. Mittlerweile ist die Gebärmutter etwa doppelt so groß wie vor der Schwangerschaft, sie ist also von der Größe einer kleinen Birne angewachsen auf die Größe einer größeren Birne.

So groß ist der Fötus	
Fruchtsackdurchmesser	29 mm
Scheitel-Steiß-Länge	17 mm

58. Tag

Erstes Ultraschallscreening

Zwischen der 9. und der 12. Schwangerschaftswoche sollte das erste Ultraschallscreening durchgeführt werden, das im Rahmen der Schwangerschaftsvorsorge von den Krankenkassen bezahlt wird. Dabei wird geprüft, ob sich der Fötus in der Gebärmutter befindet oder ob es sich um eine extrauterine Schwangerschaft handelt, also eine, die sich außerhalb der Gebärmutter angesiedelt hat.

Es wird auch geschaut, ob das Herz des Fötus schlägt und ob es sich möglicherweise um Mehrlinge handelt. Der Fötus wird vermessen und die Werte werden in eine sogenannte Normkurve für das fetale Wachstum eingetragen. So kann man schon auf den ersten Blick erkennen, ob sich der Fötus normgerecht entwickelt.

Der Arzt überprüft, ob die Plazenta gut durchblutet und die Fruchtwassermenge angemessen ist. Er achtet auf schwerwiegende Fehlbildungen, die er schon in diesem frühen Stadium an der Körperkontur des Fötus erkennen kann.

Bis zur 12. Schwangerschaftswoche wird diese Untersuchung üblicherweise als eine vaginale Ultraschalluntersuchung durchgeführt.

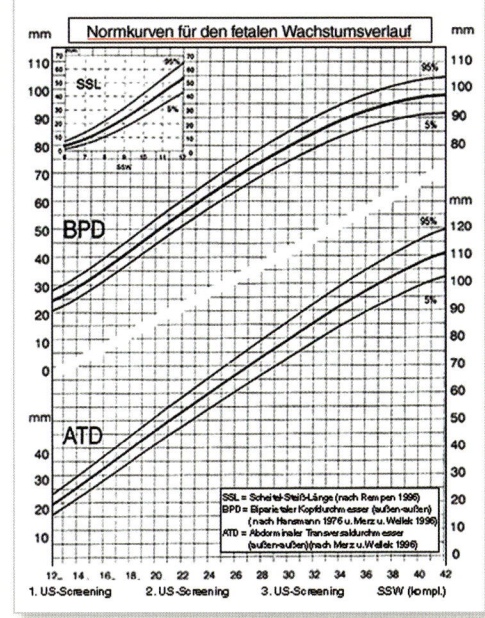

Im Mutterpass trägt der Arzt die Messwerte des Fötus ein.

59. Tag

Blutgruppe

Die Blutgruppe ist ein erbliches Merkmal, welches die chemische Zusammensetzung der roten Blutkörperchen in Gruppen zusammenfasst. Man unterscheidet die Blutgruppenmerkmale A, B und 0 (Null). Die Blutgruppe wird von den Eltern auf das Kind vererbt. Jeder Mensch hat zwei Blutgruppenmerkmale – eines von der Mutter und eines vom Vater.

Eine Mutter mit der Blutgruppe BB und ein Vater mit der Blutgruppe AB vererbt je eines dieser Merkmale auf ihre Kinder. Die Kinder dieses Paares haben also entweder die Blutgruppe AB oder BB.

Wenn die Mutter die Blutgruppe B0 und der Vater die Blutgruppe AB hat, können die Kinder entweder die Blutgruppe: BA, BB, A0 oder B0 haben.

Obgleich insgesamt sechs verschiedene Kombinationen möglich sind, gibt es nur vier Blutgruppen.

Der Grund dafür ist, dass die Blutgruppenmerkmale A und B dominant und das Merkmal 0 rezessiv vererbt werden. Es entscheidet immer nur das dominante Merkmal über die Blutgruppe.

- **A** = AA, A0
- **B** = BB, B0
- **AB** = AB
- **0** = 00

Die Kenntnis der Blutgruppe ist wichtig, falls man eine Blutkonserve benötigt, und sie kann Hinweise auf Verwandtschaftsverhältnisse (Vaterschaft) geben.

60. Tag

Rhesusfaktor

Der Rhesusfaktor ist eine Eigenschaft der Blutgruppe, die genetisch festgelegt, also vererbt ist. Es gibt Rhesus-positiv (Rh+) oder Rhesus-negativ (Rh-). Etwa 84 Prozent der Mitteleuropäer sind Rhesus-positiv. Ist die Mutter Rh- und der Vater Rh+, so haben die meisten Kinder einen negativen Rhesusfaktor. Allerdings haben etwa zehn Prozent der Kinder die Rh+-Eigenschaft des Vaters geerbt. Wenn der Fötus einen anderen Rhesusfaktor als die Mutter hat, kann das zu Problemen für den Fötus führen.

Mutter Rh- und Fötus Rh+

Wenn die Mutter Rh- ist und das Kind Rh+, kann es vorkommen, dass die Mutter Antikörper gegen den Rhesusfaktor des Fötus entwickelt, die zu Behinderungen und sogar zum Tod des Fötus führen können.

Bei einer ersten Schwangerschaft ist in dieser Konstellation die Gefahr für den Fötus gering. Sie steigt aber mit jeder weiteren Schwangerschaft deutlich an. Falls das Rh+-Blut des Kindes in den Blutkreislauf der Mutter gerät – z. B. bei der Geburt, bei einer Amniozentese (Fruchtwasseruntersuchung), Kaiserschnittentbindung oder einer geringfügigen Verletzung, werden im Blut der Frau Antikörper gebildet, die die kindlichen Blutkörperchen angreifen und zerstören können. Diese Antikörper können auch in einer weiteren Schwangerschaft zu erheblichen Problemen für das Kind mit negativem Rhesusfaktor führen.

Daher wird nach einer Entbindung, Fehlgeburt oder Amniozentese der Frau ein Medikament zur Verhinderung der Antikörperbildung verabreicht (Anti-D Immuglobin).

61. Tag

Pränatale Diagnostik

Die pränatale Diagnostik beinhaltet verschiedene vorgeburtliche Untersuchungsmethoden, um möglichst frühzeitig Krankheiten und/ oder Chromosomenbesonderheiten beim Ungeborenen feststellen zu können.

Man unterscheidet bei den vorgeburtlichen Untersuchungen nicht-invasive (ohne Eingriff in den Körper der Frau) und invasive (mit Eingriff in den Körper der Frau). Unter anderem kommen folgende Diagnostikmethoden zur Anwendung:

- Ultraschalluntersuchung (siehe Seite 71),
- Chorionzottenbiopsie (siehe Seite 90),
- Amniozentese (siehe Seite 110).

Pränatale Diagnostik ist ein fester Bestandteil des medizinischen Angebots für Schwangere geworden. Dadurch ist jede Frau mit der Frage konfrontiert, ob und welche Untersuchungen sie durchführen lassen will.

Eine solche Entscheidung kann sie nur treffen, wenn sie ausreichend informiert ist und weiß, dass es auch die Möglichkeit gibt, auf Untersuchungen zu verzichten.

Für die seltenen Fälle, in denen eine Behinderung diagnostiziert wird, gibt es meist keine Therapiemöglichkeiten. Die einzige Wahlmöglichkeit, die der Schwangeren dann offen steht, ist, sich für oder gegen ein behindertes Kind zu entscheiden. Diese Untersuchungen können eine kleine Zahl von Abweichungen entdecken, eine Garantie für ein gesundes Kind sind sie aber nicht.

Vor einer solchen Untersuchung sollten sich die werdenden Eltern ausführlich über die Methode, das Untersuchungsrisiko, aber besonders über die möglichen Konsequenzen einer solchen Untersuchung beraten lassen.

62. Tag

Sie entscheiden selbst

Sie entscheiden selbst – bzw. gemeinsam mit Ihrem Partner –, ob Sie während der Schwangerschaft vorgeburtliche Untersuchungen durchführen lassen wollen. Diese Entscheidung wird wahrscheinlich davon abhängig sein, wie Sie mit einem möglichen auffälligen Befund umgehen würden.

Beschäftigen Sie sich frühzeitig mit diesen Fragen, um nicht plötzlich vor einem Problem zu stehen und unter Zeitdruck Entscheidungen fällen zu müssen, die möglicherweise einen Schwangerschaftsabbruch zur Folge haben.

Ihr Arzt sollte Ihnen ausführliche Antworten auf die folgenden Fragen geben können:

- Warum wird die Untersuchung durchgeführt?
- Was ist das Ziel der Untersuchung?
- Welches Risiko ist mit der Untersuchung verbunden?
- Was kann mit der Untersuchung erkannt werden?
- Was kann mit der Untersuchung nicht erkannt werden?
- Wie sicher sind die Ergebnisse?
- Was kann bei einem positiven Befund getan werden?
- Wie würde ein Schwangerschaftsabbruch im Falle eines positiven Befundes aussehen?

63. Tag

Vegetarisches Essen

Frauen, die sich vegetarisch ernähren, möchten meist ungern während der Schwangerschaft auf diese Ernährungsweise verzichten. Sie fragen sich dann häufig, ob vegetarisches Essen dem Baby schaden könnte.

Das Ergebnis verschiedener Studien belegt, dass gut geplante vegetarische Ernährungsformen auch während Schwangerschaft und Stillzeit kein Problem darstellen. Laut einer Studie der Universität Nottingham hat die vegetarische Ernährung für die Schwangerschaft viele Vorteile. So zeigte sich, dass die üblichen Schwangerschaftsbeschwerden wie Völlegefühl, Verstopfung, Bluthochdruck und Venenleiden bei Vegetarierinnen deutlich seltener auftreten. Es erhöht sich allerdings das Risiko für eine Anämie aufgrund von Eisenmangel.

Wenn sich Vegetarierinnen klar machen, dass der Bedarf u. a. an Eiweiß, Eisen, Kalzium, Vitamin und Vitamin B12 deutlich erhöht ist, und sie ggf. mit Nahrungsergänzungsprodukten einem möglichen Mangel vorbeugen, gibt es aus ärztlicher Sicht in der Regel kein Problem mit der vegetarischen Ernährung. Die Nahrung muss aber sehr ausgewogen sein.

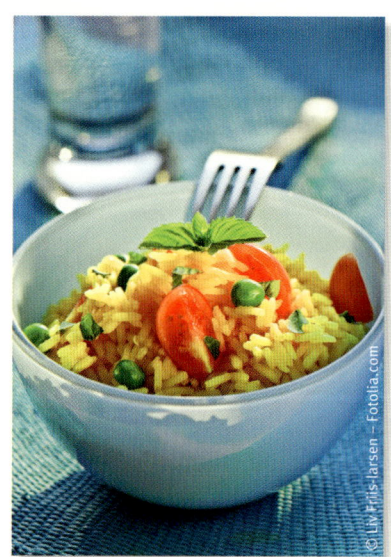

Vegetarierinnen leiden seltener unter Bluthochdruck.

© Liv Friis-larsen – Fotolia.com

64. Tag

Der Fötus nach sieben Wochen

Im dritten Schwangerschaftsmonats überschlagen sich fast die Ereignisse. Beine, Arme und Handgelenke prägen sich aus, Fesseln, Finger und Zehen sind deutlich erkennbar. Die Arme wachsen und sind an den Ellenbogen abgewinkelt. Das Innenohr bildet sich aus.

Das Gehirn differenziert sich weiter, die Wirbelsäule verknöchert, die Muskeln bilden

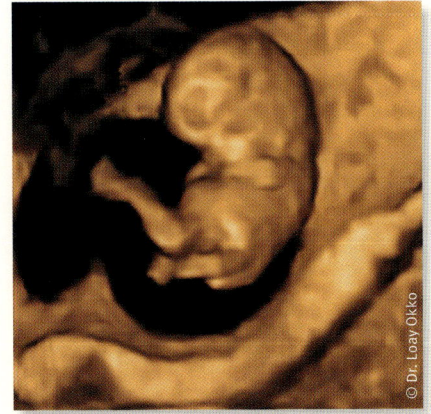

© Dr. Loay Okko

Arme und Beine prägen sich aus.

sich aus und sind schon mit Nerven versehen, erste Darmzotten und Ansätze der Schilddrüsen wie auch die Hoden bzw. Eierstöcke werden sichtbar.

Noch sind die Augenlider mit der Haut zusammengewachsen, sie öffnen sich erst ab der 27. Schwangerschaftswoche.

Nun spannt sich der Hosenbund schon bei den meisten Schwangeren, obgleich nur selten ein Bäuchlein erkennbar ist. Die wachsende Gebärmutter kann unangenehm auf die Harnblase drücken. Möglicherweise haben Sie häufiger Harndrang, auch wenn die Blase gar nicht voll ist. Die Genitalorgane werden stärker durchblutet, was unter Umständen die Lust beim Geschlechtsverkehr erhöhen kann.

So groß ist der Fötus	
Fruchtsackdurchmesser	37 mm
Scheitel-Steiß-Länge	25 mm

65. Tag

Blähungen

Schon recht früh in der Schwangerschaft leiden viele Schwangere an Blähungen und Völlegefühl. Häufig nimmt das Problem im Laufe des Tages zu. Die Beschwerden können mit dem wachsenden Bauch einhergehen.

Grund für die Blähungen ist in der frühen Schwangerschaft nicht die vergrößerte Gebärmutter, sondern der veränderte Hormonhaushalt. Der lockert die Muskeln und damit auch die Muskulatur des Darms. Das hat zur Folge, dass der Speisebrei nicht mehr so zügig weitertransportiert wird und es im Darm zu Blähungen und Verstopfung kommen kann. Gegen Blähungen sind einige alte Hausmittel recht wirksam wie z. B.:

- Kräutertee aus Fenchel, Kümmel oder Melisse, rein oder in Mischung, wirkt krampflösend und entblähend.
- Sechs bis acht Tropfen Nelken-, Fenchel- und Kümmelöl in warmem Wasser wirken krampflösend und entspannend.
- Auch ein Absud aus frisch geriebenem Ingwer in heißem Wasser oder warmer Milch wirkt bei Blähungen.
- Spezielle Stilltees helfen auch in der Schwangerschaft gegen Blähungen.
- Oft sind auch ein warmes Bad oder feuchtwarme Bauchwickel (beides nicht zu warm!) hilfreich.

Achten Sie darauf, regelmäßig Stuhlgang zu haben.

66. Tag

Ausfluss

Während der Schwangerschaft kann stärkerer Ausfluss durchaus normal sein. Aufgrund der Hormonumstellung wird jetzt mehr Scheidensekret gebildet.

Wenn der Ausfluss weißlich ist und nicht unangenehm riecht, handelt es sich vermutlich um Leukorrhoe oder Weißfluss (griech. *leukós – weiß, rhoé – Fließen*). Er kann durch den Östrogenanstieg in der Schwangerschaft verursacht sein.

Häufig nimmt im weiteren Verlauf der Schwangerschaft die Menge des Ausflusses noch zu. Auch das ist normal.

Ausfluss kann aber auch durch eine Pilzinfektion oder eine sexuell übertragbare Krankheit entstehen. Dann ist die Struktur verändert, der Ausfluss riecht übel, sieht gelb bis grünlich aus, und die Scheide kann jucken. Mögliche Ursachen der häufiger auftretenden Pilzinfektionen sind Bakterien, die vom After in die Vagina gelangen, eine einseitige Ernährung (viel Zucker), Einnahme von Antibiotika, Stress, Zuckerkrankheit, Seifen und duftende Hygieneprodukte, eng anliegende Hosen und Nylonstrümpfe.

Bei derartigen Veränderungen sollten Sie zum Arzt gehen, der den Ausfluss untersucht und gegebenenfalls eine Behandlung vorschlägt.

67. Tag

Zytomegalie

Das Zytomegalovirus (ZMV) oder Cytomegalovirus (CMV) wird auch als Humanes Herpes-Virus 5 (HHV 5) bezeichnet und gehört, wie der Name schon vermuten lässt, zur Familie der Herpesviren.

Die Erstinfektion mit dem Zytomegalievirus verläuft fast immer ohne oder mit geringen Krankheitssymptomen, sodass die Betroffenen häufig von der Infektion nichts bemerken. Eine Erstinfektion in der Schwangerschaft allerdings kann zu schweren Schädigungen beim Ungeborenen führen, und nicht selten kommt es dann zu einem Abort oder einer Frühgeburt.

Der Virus kann das Baby vor, während oder nach der Geburt infizieren – über Genitalsekrete, Speichel, Urin, Blut oder die Muttermilch. Zu den typischen Symptomen infizierter Neugeborener zählen Gehirnentzündung, Leber- und Milzvergrößerung, Lungenentzündung, Taubheit u. a. m. Die Zytomegalie-Infektion ist die häufigste Virusinfektion mit Schädigungen des Kindes, noch vor Röteln (siehe Seite 16) und Toxoplasmose (siehe Seite 54). Ein ZMV-Test ist (noch) kein Bestandteil der Mutterschaftsvorsorgeuntersuchungen.

Das Virus wird beim Küssen übertragen, durch Tröpfchen- oder Schmierinfektion oder beim Geschlechtsverkehr. Bis zu 20 Prozent der Kinder unter drei Jahren sind mit dem Virus infiziert und scheiden ihn aus, ohne dass bei ihnen Krankheitszeichen sichtbar wären. ZMV-negative Schwangere sollten einige wichtige Hygienemaßnahmen berücksichtigen, um das Ansteckungsrisiko zu senken. Sie sollten nach dem Windelwechsel, Füttern, Baden, Naseputzen oder dem Anfassen von Spielzeug unbedingt die Hände mit Seife und warmem Wasser reinigen.

68. Tag

Die Nabelschnur entwickelt sich

Etwa acht Wochen nach der Befruchtung beginnt sich die Nabelschnur zu entwickeln. Sie wird jetzt bis etwa zur 28. Schwangerschaftswoche immer länger und dicker und erreicht dann eine durchschnittliche Länge von 50 bis 60 Zentimetern und einen Durchmesser von 1,5 bis 2 Zentimetern.

Mit zunehmender Länge dreht sich die Nabelschnur spiralförmig auf. Die Nabelschnur enthält normalerweise drei Blutgefäße, nämlich zwei Arterien, die kohlendioxidreiches und nährstoffarmes Blut vom Kind zur Plazenta leiten, und eine Vene, die frisches sauerstoffreiches Blut von der Plazenta zum Kind bringt.

Selten hat eine Nabelschnur nur zwei Gefäße. Dies tritt in etwa ein Prozent aller Schwangerschaften auf und wird als eine Variante angesehen, die vom Arzt meist lediglich gut überwacht wird, um eine gute Versorgung des Kindes sicherzustellen.

Unmittelbar nach der Geburt pulsiert noch Blut in der Nabelschnur. Sie wird, wenn das Baby geboren ist, mit zwei Klemmen abgeklemmt und dann durchschnitten.

Das noch in der Nabelschnur vorhandene Blut enthält kindliche Stammzellen und kann auf Wunsch der Eltern tiefgefroren eingelagert und ggf. später einmal für therapeutische Zwecke genutzt werden (siehe Seite 178 und 179).

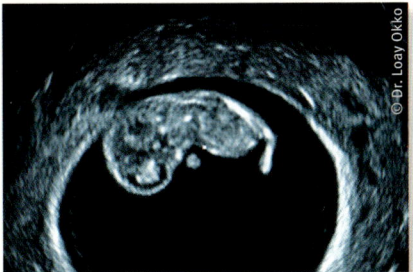

© Dr. Loay Okko

Noch bis zur 28. Woche wird die Nabelschnur länger und dicker.

69. Tag

Kündigungsschutz

Eine schwangere Arbeitnehmerin ist laut § 9 des Mutterschutzgesetzes (MuSchG) besonders gegen eine Kündigung geschützt. Während der Schwangerschaft und bis zum Ablauf von vier Monaten nach der Entbindung darf der Arbeitnehmerin nicht gekündigt werden. Voraussetzung dafür ist, dass dem Arbeitgeber zur Zeit der Kündigung die Schwangerschaft oder Entbindung bekannt war oder innerhalb zweier Wochen nach Zugang der Kündigung mitgeteilt wird.

Das Kündigungsverbot des § 9 des Mutterschutzgesetzes gilt nur für den Arbeitgeber. Es gilt nicht, wenn der Arbeitsvertrag aufgrund einer vereinbarten Befristung während der Schwangerschaft endet.

Während ihrer Schwangerschaft und während der Schutzfrist nach der Entbindung kann eine Frau das Arbeitsverhältnis ohne Einhaltung einer Frist zum Ende der Schutzfrist nach der Entbindung kündigen.

Möchte die junge Mutter allerdings während oder zum Ende der Elternzeit (siehe Seite 193) kündigen, muss sie die gesetzliche oder vertragliche Kündigungsfrist einhalten.

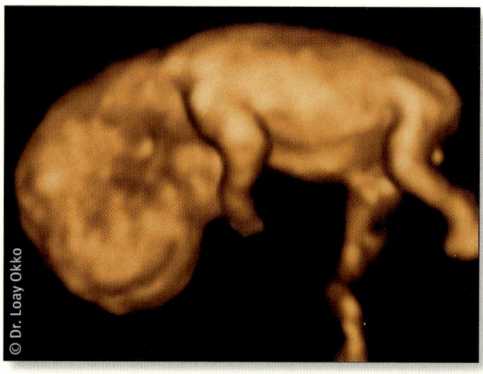

© Dr. Loay Okko

Hier ist die Nabelschnur gut zu erkennen.

70. Tag

Wie und was wird beim Fötus vermessen?

Im Rahmen der Ultraschalluntersuchungen werden am Fötus verschiedene Messungen durchgeführt, um sicherzustellen, dass er sich gesund und fristgerecht entwickelt.

- Die **Scheitel-Steiß-Länge (SSL)** ist die Länge des Embryos in Millimetern vom höchsten Punkt des Kopfes bis zum Steiß (und ohne Beine). Die Länge des Embryos vom Scheitel bis zum Steiß wird zwischen der 7. und 12. Schwangerschaftswoche angegeben. Danach wird die Länge vom Scheitel bis zu Sohle gemessen.
- Der **Abdomentransversaldurchmesser (ATD)** gibt an, welchen Durchmesser der Bauch des Kindes hat.
- Der **biparietale Durchmesser (BPD oder BIP)** ist der Querdurchmesser des kindlichen Kopfes im Mutterleib.
- Den **Umfang des Brustkorbes (Abdomenumfang, AU)** errechnet man aus den Messwerten des zweidimensionalen Ultraschallbildes. Erhebliche Abweichungen von den Normwerten können auf eine Entwicklungsverzögerung hinweisen.
- Auch der **Kopfumfang (KU)** wird auf Basis eines zweidimensional gemessenen Wertes errechnet.

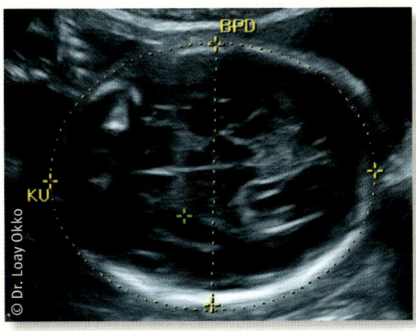

© Dr. Loay Okko

Der BPD ist der Querdurchmesser des Kopfes.

71. Tag

Der Fötus nach zwei Monaten

Acht Wochen sind nun seit der Befruchtung vergangen. Die Entwicklung des Fötus schreitet täglich mit Riesenschritten voran. Noch ist der Kopf halb so groß wie der gesamte Fötus. Die stark vorgewölbte Stirn ist überproportional groß. Die Umrisse der Wirbelsäule werden sichtbar, und das Rückenmark ist so weit ausgereift, dass erste Reflexe ausgelöst werden können.

Die Ansätze der Fingernägel werden sichtbar, Zähne und Haare sind erst angelegt. Leber, Nieren, Gehirn und Lungen wie auch der Darm mit seiner glatten Muskulatur sind entwickelt und in Ansätzen schon funktionstüchtig.

Bereits jetzt kann der Fötus hell und dunkel voneinander unterscheiden. Bei starken Lichtquellen, etwa wenn die Mutter sich in die Sonne legt, kann es ihm auch schon mal zu hell werden. Wenn die noch durchscheinenden Augenlider nicht genügend Schutz bieten, versucht er die Augen mit den Händen abzudecken oder er wendet sich ab. Die Geschmacksnerven beginnen sich auszubilden.

Die Nabelschnur kann schon deutlich im Ultraschallbild als spiralig aufgedreht erkannt werden. Mit Hilfe eines Hörrohrs oder Stethoskops können Sie den schnellen Herzschlag des Fötus hören.

Die Gebärmutter hat sich deutlich verändert und ist nun so groß wie eine Grapefruit.

So groß ist der Fötus	
Scheitel-Steiß-Länge	34 mm

72. Tag

Gewichtszunahme

Während der Schwangerschaft nehmen Sie an Gewicht zu. Das wird bei den regelmäßigen Vorsorgeuntersuchungen kontrolliert. Optimal ist eine Gewichtszunahme von zehn bis 15 Kilogramm.

In den ersten drei Monaten entfallen von den etwa vier Kilogramm, die Sie zunehmen, nur etwa 50 Gramm auf den Fötus. Der Rest verteilt sich auf die Gebärmutter, die Plazenta, das Fruchtwasser und die schwerer werdenden Brüste.

Im zweiten Trimester beträgt die Gewichtszunahme etwa fünf Kilogramm, wovon nur etwa ein Kilogramm auf das Kind entfällt. Im dritten Trimester nehmen Sie dann noch einmal etwa fünf Kilogramm zu. Jetzt ist der Gewichtsanteil des Kindes höher, nämlich etwa 3,5 Kilogramm. Die Gewichtszunahme sollte auch bei einer Mehrlingsschwangerschaft etwa 15 Kilogramm nicht überschreiten.

- Ein Gewichtsstillstand oder die Zunahme von weniger als 7,5 Kilogramm muss untersucht werden. Sie kann auf eine Erkrankung der Mutter, Mangelernährung oder eine fetale Wachstumsretardierung (Wachstumsverzögerung) hinweisen.
- Die Zunahme von mehr als 20 Kilogramm ist häufig auf eine Fehlernährung der Schwangeren zurückzuführen, die ggf. korrigiert werden sollte.
- Falls Sie schnell mehr als 2,5 Kilogramm in einer Woche zunehmen, kann dies ein Hinweis auf eine Gestose (Schwangerschaftsdiabetes) sein.

73. Tag

Unter- und Übergewicht

Sowohl erhebliches Über- als auch Untergewicht mit einem BMI über 26 bzw. unter 19 kann zu Problemen für den Fötus führen: Deutliches **Untergewicht** während der Schwangerschaft kann der Entwicklung des Fötus ernsthaft schaden. Zwischen dem Geburtsgewicht des Kindes und dem Gewicht der Mutter besteht ein enger Zusammenhang. Die Beziehung zwischen einer mütterlichen Mangelernährung und dem Wachstum des Fötus sind sehr komplex. Kinder von stark untergewichtigen Frauen leiden häufiger an Wachstumsverzögerung sowie einem verringerten Geburtsgewicht. Auch schlanke Frauen sollten daher darauf achten, während der Schwangerschaft regelmäßig an Gewicht – bis zu 18 Kilogramm – zuzulegen.

Auch starkes **Übergewicht** führt öfter zu Problemen während der Schwangerschaft: Das Risiko für Diabetes, Bluthochdruck, Fehlgeburten und auch für einen Kaiserschnitt ist bei starkem Übergewicht erhöht.

Stark übergewichtige Frauen sollten aber dennoch auf strikte Diäten

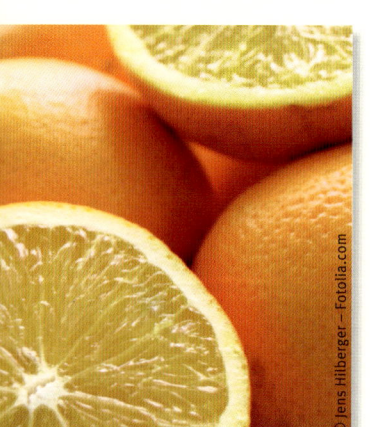

© Jens Hilberger—Fotolia.com

während der Schwangerschaft verzichten. Eine gesunde und vollwertige Ernährung mit viel Obst und Gemüse und reichlich Bewegung sind während der Schwangerschaft optimal. Eine Diät kann durch die geringe Nahrungsaufnahme zu einer Unterversorgung des Babys führen.

Frauen mit Übergewicht wird geraten, nur sieben bis elf Kilogramm an Gewicht zuzulegen.

Eine gesunde Ernährung und reichlich Bewegung sind optimal.

74. Tag

Essstörungen

Die häufigsten Essstörungen, unter denen junge gebärfähige Frauen leiden, die Magersucht (Anorexia nervosa) und die Ess-Brechsucht (Bulimia nervosa), sind für die betroffenen Frauen gesundheits- bis lebensgefährlich.

In der Schwangerschaft schaden derartige Essstörungen aber nicht nur der werdenden Mutter, sondern betreffen immer auch das Kind.

Meist haben Frauen mit einer extremen Essstörung schon Probleme, schwanger zu werden. Ist aber eine Schwangerschaft eingetreten, besteht ein erhöhtes Risiko für eine Fehlgeburt und Komplikationen bei der Geburt. Kinder von Frauen, die unter Magersucht oder Ess-Brechsucht leiden, haben ein durchschnittlich niedrigeres Geburtsgewicht als andere Kinder.

Untersuchungen haben ergeben, dass die spätere Entwicklung einer psychischen Störung (wie z. B. einer Essstörung) beim Kind wahrscheinlicher ist, wenn die Mutter eine solche Störung hatte. Daher sollten Sie sich, falls Sie eine Essstörung haben, in ärztliche Behandlung begeben und versuchen, diese zumindest während der Schwangerschaft vollständig in den Griff zu bekommen.

Gegebenenfalls ist es sinnvoll, zusätzlich Nahrungsergänzungsmittel einnehmen, um den Fötus gut mit allen notwendigen Nährstoffen zu versorgen.

75. Tag

Zwillinge

Bei etwa jeder 85. natürlich entstandenen Schwangerschaft wächst nicht nur ein Kind im Mutterleib, sondern gleichzeitig zwei oder mehr. Aufgrund der zunehmenden reproduktionsmedizinischen Unterstützungen (Kinderwunschbehandlungen) und der Hormonbehandlungen von Frauen kommt es immer häufiger zu Mehrlingsschwangerschaften.

Eine Zwillings- bzw. Mehrlingsschwangerschaft gilt nach den hiesigen Einstufungen immer als sogenannte Risikoschwangerschaft (siehe Seite 68).

In den ersten Schwangerschaftswochen ist in der Regel kein Unterschied zu einer „normalen" Schwangerschaft festzustellen, aber schon nach wenigen Wochen wird der Platz für die Mehrlinge knapp. Je schwerer die Föten werden, umso stärker wird der Druck auf den Muttermund. Dadurch können sich (zu) frühe Wehen einstellen.

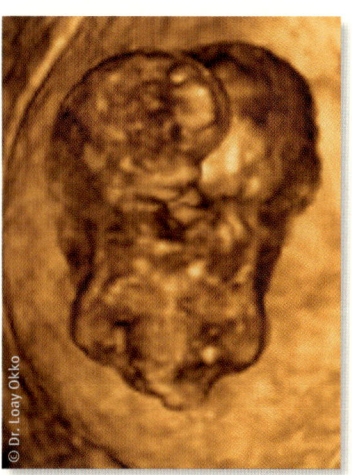

© Dr. Loay Okko

Man unterscheidet zwischen zweieiigen (dizygotischen) und eineiigen (monozygotischen) Zwillingen bzw. Mehrlingen. In einigen Familien treten Zwillinge gehäuft auf.

Im Ultraschallbild kann der Arzt ab der 9. Woche Mehrlinge erkennen.

76. Tag

Ein- oder zweieiige Zwillinge?

Zweieiige Zwillinge kommen durchschnittlich etwa viermal häufiger vor als eineiige Zwillinge. Diese gleichaltrigen Geschwister können verschiedenen Geschlechts sein. Sie entstehen aus zwei Eizellen, die von zwei Samenzellen befruchtet worden sind. Dazu kommt es, wenn in einem Zyklus gleichzeitig mehrere Eizellen gereift sind (häufig in zwei Eierstöcken). Die gleichzeitige Reifung zweier Eizellen in einem Follikel kommt seltener vor.

Eineiige Zwillinge entstehen aus einer befruchteten Eizelle, sind genetisch identisch und haben immer dasselbe Geschlecht. Abhängig vom Zeitpunkt, wann die Zwillinge aus der Eizelle entstehen, entwickeln sie sich unterschiedlich:

Teilungszeitpunkt	
Zweiter Tag	Die Zygote teilt sich nach 24 Stunden zum ersten Mal. Erfolgt die Trennung in diesem Zwei-Zellstadium, entwickeln sich die Zwillinge in jeweils einer eigenen Fruchtblase (Amnion) und mit je einer eigener Plazenta, wobei auch selten beide Mutterkuchen zu einer gemeinsamen großen Plazenta zusammenwachsen. Dieser frühe Teilungszeitpunkt ist eher selten.
Dritter bis achter Tag	Zwischen dem dritten und achten Entwicklungstag besteht die Zygote schon aus vielen Zellen und steht kurz vor der Einnistung in die Gebärmutterschleimhaut. Wenn sie sich jetzt teilt, haben die Zwillinge die Plazenta und eine äußere Eihaut gemeinsam, jedoch zwei getrennte innere Eihäute. Diese Art der Zellteilung kommt am häufigsten vor.
Achter bis zehnter Tag	In sehr seltenen Fällen (weniger als 1 %) entstehen Zwillinge erst, wenn sich die Eizelle in der Gebärmutter eingenistet hat. Dann entwickeln sie sich in einer gemeinsamen Fruchtblase mit einer Plazenta. Die Entwicklung dieser Art von eineiigen Zwillingen wird besonders aufmerksam kontrolliert, da es leicht zu Komplikationen kommen kann.

77. Tag

Chorionzottenbiopsie

Etwa ab der vollendeten 11. Schwangerschaftswoche besteht die Möglichkeit, mit Hilfe der Chorionzotten- oder Chorionbiopsie Chromosomenbesonderheiten und einige Stoffwechselerkrankungen beim ungeborenen Kind festzustellen.

Das Chorion ist ein Teil der Eihäute, die den Fötus umhüllen, und genetisch so gut wie identisch mit dem Fötus.

Bei der Biopsie entnimmt der Arzt mit einer dünnen Punktionsnadel unter Ultraschallkontrolle meist durch die Bauchdecke Chorionzottengewebe. Das Gewebe wird genetisch untersucht. Die ersten Ergebnisse liegen nach wenigen Tagen vor, werden aber meist noch durch die Untersuchung von Zellkulturen ergänzt.

Nach ein bis fünf von hundert solcher Eingriffe kommt es zu einer Fehlgeburt. Wegen dieses Risikos wird die Chorionzottenbiopsie zunehmend durch andere, risikoärmere Untersuchungsmethoden wie z. B. eine gezielte Feinultraschalluntersuchung mit Messung der Nackentransparenz (siehe Seite 96) abgelöst.

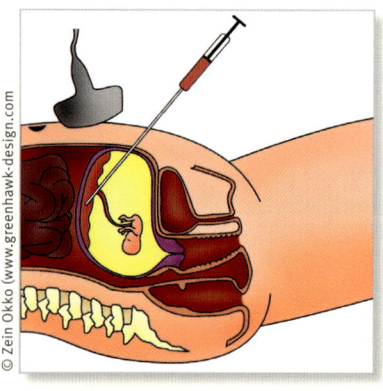

© Zein Okko (www.greenhawk-design.com)

Die Chorionzottenbiopsie ist keine Routineuntersuchung und wird nur dann angewendet, wenn die Schwangere bzw. das Elternpaar dies ausdrücklich wünscht.

Die Chorionzottenbiopsie birgt ein erhöhtes Risiko für eine Fehlgeburt.

78. Tag

Der Fötus nach neun Wochen

Der Fötus bewegt sich im Fruchtwasser zum Teil sehr heftig. Er schwimmt wie ein Fisch im Wasser – Sie können dies noch nicht spüren, aber manchmal bei einer Ultraschalluntersuchung am Bildschirm sehen. In den nächsten sechs Monaten nimmt der Fötus hauptsächlich an Größe und Differenzierung zu.

Alle wichtigen Körperteile vom Arm bis zur Zahnwurzel sind nun vorhanden. Alle Finger und alle Zehen sind klar voneinander getrennt, einzeln sicht- und zählbar.

Die Augen sind nach vorne, die Ohren von unten nach oben gewandert, die Lippenansätze werden sichtbar, und im Profil prägen sich jetzt die kindlichen Gesichtszüge aus.

Nun bilden sich die Anlagen für die äußeren Geschlechtsorgane. Wenn der Fötus günstig liegt und der erfahrene Arzt mit einem hochauflösenden Ultraschallgerät untersucht, kann man in manchen Fällen jetzt schon das Geschlecht des Kindes erkennen. Bei den Mädchen sind die Eierstöcke, Eileiter und der Gebärmutter-Scheiden-Kanal, bei Jungen der Penis und die Hoden hinter der Bauchwand deutlich angelegt.

Ab jetzt wird auch häufig das Gewicht des Fötus angegeben. Da der Fötus aber nicht gewogen werden kann, wird es aufgrund der anderen Maße und des Schwangerschaftsalters errechnet.

So groß ist der Fötus	
Scheitel-Steiß-Länge	45 mm
Gewicht	45 g

79. Tag

Ersttrimester-Screening

Das Ersttrimester-Screening ist eine Untersuchung, die gegen Ende des ersten Drittels der Schwangerschaft zusätzlich zur Mutterschaftsvorsorgeuntersuchung von den Ärzten angeboten wird. Zu einem sehr frühen Zeitpunkt, nämlich zwischen dem 74. (W10T3) und dem 98. Tag (W13T6) wird mit Hilfe dieser Untersuchung eine individuelle Risikoermittlung für eine Chromosomenanomalie des Kindes durchgeführt. Dabei wird nur das Risiko ermittelt und keine Diagnose gestellt! Die Untersuchung besteht aus zwei Komponenten:

- **einer Blutuntersuchung**, bei der zwei Schwangerschaftshormone, das **P**regnancy **A**sscociated **P**lasma **P**rotein (PAPP-A) und das freie Beta-hCG gemessen wird, sowie
- **einer Ultraschalluntersuchung**, bei der die Nackenfaltendicke (siehe Seite 96) des Fötus gemessen sowie das Nasenbein des Fötus dargestellt wird (siehe Seite 97).

Das Ersttrimester-Screening hat in vielen Praxen den Triple-Test (siehe Seite 113) abgelöst, ist aber ebenso umstritten. Zum einen ist es nur dann sinnvoll, wenn eine sehr hohe Qualität bei der Ultraschalluntersuchung gewährleistet ist, zum anderen gehen viele Ärzte davon aus, dass etwa die Hälfte aller Schwangerschaften, bei der zu diesem frühen Zeitpunkt eine Chromosomenanomalie diagnostiziert wird, zu einem Spontanabort führen. Eine Entscheidung für oder gegen eine Schwangerschaftsunterbrechung würde sich dann erübrigen, wenn erst später eine entsprechende Untersuchung gemacht werden würde.

Da die Ersttrimester-Diagnostik kein Bestandteil der Untersuchungen gemäß den Mutterschaftsrichtlinien ist, übernehmen die Krankenkassen nur bei spezieller Indikation die Kosten dieses Tests.

80. Tag

Vererbung

12. Woche

Vom Vater habe ich die Statur,
des Lebens ernstes Führen,
vom Mütterchen die Frohnatur
und Lust zum Fabulieren.
Urahnherr war der Schönsten hold,
das spukt so hin und wieder.
Urahnfrau liebte Schmuck und Gold,
das zuckt nur durch die Glieder.
Sind nun die Elemente nicht
aus dem Komplex zu trennen,
was ist denn an dem ganzen Wicht
Original zu nennen?

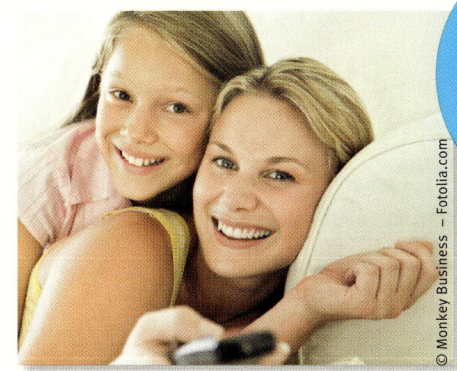

Das Aussehen wird aufgrund der Mendelschen Regeln vererbt.

© Monkey Business – Fotolia.com

Johann Wolfgang von Goethe, Zahme Xenien

Johann Wolfgang von Goethe wusste, dass ein Kind aus dem entsteht, was es von Vater und Mutter geerbt hat. 1865 hat Gregor Johann Mendel im Bereich der Vererbungslehre (Genetik) bahnbrechende Regeln formuliert, mit denen er erklären konnte, nach welchem Muster Eigenschaften der Eltern an ihre Nachkommen weitergegeben werden. Mendel prägte die für die Ausprägung eines Merkmals wichtigen Begriffe „dominant" und „rezessiv".

Als **„dominant"** wird ein Gen bezeichnet, wenn seine Wirkung die eines rezessiven Gens überwiegt.

Als **„rezessiv"** bezeichnet man Gene, die umgekehrt von dominanten unterdrückt werden – ihre Merkmale sind nur dann sichtbar, wenn zwei rezessive Gene alleine kombiniert werden.

Bei der Augenfarbe wird braun dominant und blau rezessiv vererbt.

81. Tag

Umstands- und Still-BHs

Wann sich Ihre Brüste im Laufe der Schwangerschaft verändern, kann man nicht voraussagen. Bei einigen Frauen wächst die Brust schon in den ersten Wochen um eine bis zwei Körbchengrößen, bei anderen verändert sich die Brust erst durch den Milcheinschuss.

Falls Sie neue Büstenhalter benötigen, lassen Sie sich von Fachleuten vor Ort beraten. Denn meist verändert sich nicht nur die Körbchengröße, sondern auch der Unterbrustumfang.

Die richtige BH-Größe berechnet sich aus dem Brustumfang und dem Unterbrustumfang. Der unter der Brust gemessene Umfang bestimmt die Länge des Rückenbandes. Die Differenz zwischen Brustumfang an der weitesten Stelle minus Unterbrustumfang ergibt die Körbchen- oder Cup-Größe:

Brustumfang minus Unterbrustumfang	Körbchen- größe
12–14 cm	A
14–16 cm	B
16–18 cm	C
18–20 cm	D
20–22 cm	E
22–24 cm	F
24–26 cm	G

Unterbrustumfang	BH-Größe
63–67 cm	65
68–72 cm	70
73–77 cm	75
78–82 cm	80
83–87 cm	85
88–92 cm	90
93–97 cm	95
98–102 cm	100
103–107 cm	105
108–112 cm	110

82. Tag

Verstärkte Pigmentierung

Als Zeichen einer Schwangerschaft gilt eine stärkere Pigmentierung der Haut. Am deutlichsten macht sie sich meist bei den Warzenvorhöfen bemerkbar, auch Areola genannt. Die Brustwarzen scheinen jetzt wesentlich größer und dunkler zu sein. Die Linea nigra, die vertikale Linie, die über die Mitte des Bauches verläuft, wird dunkler und bei einigen Frauen nun zum ersten Mal überhaupt sichtbar. Sie können aber auch neue Muttermale bekommen und vorhandene Muttermale können sich verändern.

Als Schwangerschaftsmaske oder Chloasma bezeichnet man braune Pigmentflecken auf Stirn, Wangen und Hals. Bei Frauen mit dunklerer Hautfarbe erscheinen sie als hellere Flecken.

Die Flecken und Verfärbungen der Haut werden durch eine während der Schwangerschaft erhöhte Produktion von Melanin ausgelöst.

Sie können wenig tun, um diese Hautveränderungen zu verhindern. Vermeiden Sie aber direkte Sonneneinstrahlung, um die Bräunung der Haut nicht weiter zu verstärken.

Falls Ihnen sehr deutliche Hautveränderungen auffallen, sollten Sie bei den Schwangerschaftsvorsorgeuntersuchungen den behandelnden Arzt darauf aufmerksam machen.

83. Tag

Nackenfaltenmessung

Bei einer Ultraschalluntersuchung, die optimalerweise zwischen dem 78. (W11T0) bis zum 98. (W13T6) Schwangerschaftstag stattfinden sollte, schaut der Arzt sich den Nacken des Fötus genauer an. Gemessen wird die unter der Haut liegende Flüssigkeitsansammlung am Nacken des Fötus, die als durchscheinender, transparenter Fleck zu sehen ist.

Ist die Hautfalte im Nacken in Abhängigkeit vom Schwangerschaftsalter dicker als etwa fünf Millimeter, kann das auf ein erhöhtes Risiko hinweisen, dass der Fötus eine Chromosomenanomalie wie z. B. das Down-Syndrom aufweist.

Das Messergebnis ist ein Hinweis auf eine mögliche Störung, aber keine sichere Diagnose. Bei etwa 30 Prozent der Föten mit Down-Syndrom ist ein solches Nackenödem nicht erkennbar, während bei vielen Kinder mit „auffälligen" Werten keine Chromosomenanomalie vorkommt.

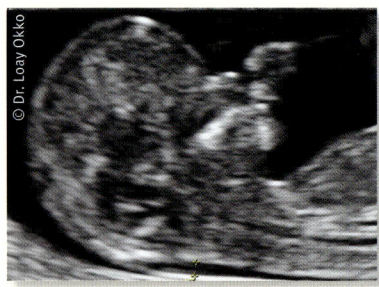

© Dr. Loay Okko

Bei einem deutlichen Befund von mehr als fünf Millimetern wird der Schwangeren in der Regel eine weitergehende pränatale Diagnostik wie z. B. eine Amniozentese (Fruchtwasseruntersuchung) empfohlen, um sicher festzustellen, ob der Messbefund aufgrund einer Chormosomenanomalie zustande gekommen ist.

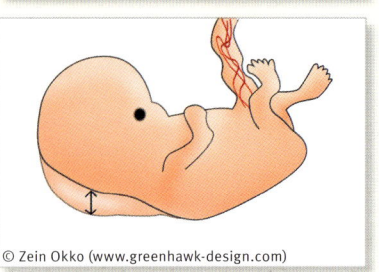

© Zein Okko (www.greenhawk-design.com)

Bei mehr als fünf Millimetern Nackenfalte kann eine Chromosomenanomalie vorliegen.

84. Tag

Nasenbeinmessung (Nasal Bone Test)

Ebenso wie die Nackenfalte kann auch das Nasenbein des Fötus dargestellt und vermessen werden. Bei einer gesunden und regelrechten Entwicklung müsste das Nasenbein des Fötus zwischen der 11. und 14. Schwangerschaftswoche als zarte zusätzliche Linie unter der Haut im Ultraschallbild erkennbar sein. Das Nasenbein des Fötus ist allerdings erst ab einer Scheitel-Steiß-Länge von 42 mm darstellbar und wächst dann linear mit dem Schwangerschaftsalter.

Falls trotz einer Fötusgröße von mehr als 42 mm (vom Scheitel bis zum Steiß gemessen) und einem Schwangerschaftsalter von mehr als elf Wochen der Nasenbeinknochen nicht deutlich erkennbar ist, kann dies – muss aber nicht – ein Hinweis auf eine nicht reguläre Entwicklung oder eine Chromosomenanomalie des Fötus sein.

Diese Untersuchung kann nur ein erfahrener Arzt mit einem Ultraschallgerät sinnvoll durchführen, das sehr detailreiche Bilder liefert.

Das Untersuchungsergebnis ist also sehr stark abhängig von der Qualität der Gerätschaften, mit denen untersucht wird, von der Erfahrung des Arztes und nicht zuletzt davon, dass man das genaue Schwangerschaftsalter kennt. Deshalb bezeichnet man das Ergebnis dieser Untersuchung als „Softmarker".

85. Tag

Der Fötus zu Beginn des zweiten Trimesters

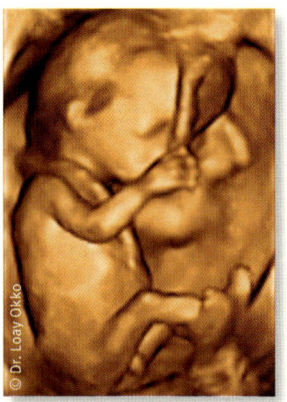

© Dr. Loay Okko

Der Fötus kann nun auf Licht reagieren.

Mit der jetzt beginnenden 13. Schwangerschaftswoche beginnt das 2. Trimester oder auch 2. Trimenon genannt, das bis zur 24. Schwangerschaftswoche dauert. Dieser Abschnitt der Schwangerschaft wird häufig auch die Zeit des Wohlbefindens genannt.

Die Augen des Fötus wachsen jetzt vorne im Gesicht immer dichter zusammen und erreichen ihre endgültige Position. Auch die Ohren haben schon fast ihre vorhergesehene Position an der Seite des Kopfes erreicht.

Die Leber produziert Gallenflüssigkeit und die Nieren sondern Urin in die Blase ab. Der Knorpel wird in Knochen umgewandelt. Diese Umbildung beginnt mit den langen Röhrenknochen von Armen und Beinen. Erst im Teenageralter ist dieser Prozess vollständig abgeschlossen.

Noch sind die Augenlider geschlossen, aber dennoch kann der Fötus einfallendes Licht erfassen und reagiert auch darauf. Man konnte beobachten, dass ein Fötus in diesem Alter im Verlauf einer Fetoskopie, bei der eine kleine Kamera mit einem starken Licht in die Gebärmutter eingeführt wird, versucht, sich gegen das gleißende Licht des Fetoskops zu schützen. Er wendet sich entweder ab oder hält die Hände vor das Gesicht.

Von außen lässt sich nun der obere Teil der Gebärmutter im unteren Bereich des Unterleibs tasten.

So groß ist der Fötus	
Scheitel-Steiß-Länge	54 mm
Gewicht	60 g
BIP	17 cm

86. Tag

Omega-3-Fettsäuren – Fisch ist gut für Babys

Ob Hering, Makrele oder Seelachs – Fisch mit hohem Fettgehalt bzw. mit einem hohen Anteil an gesunden Omega-3-Fettsäuren tut dem ungeborenen Baby gut. Nimmt das Kind über die Nabelschnur viel Fettsäuren aus Fischöl auf, entwickelt es in den ersten 18 Lebensmonaten eine besonders geschmeidige Motorik. Forscher der Universität Groningen erforschten dieses Phänomen und raten Schwangeren daher, regelmäßig fetten Fisch in ihren Speiseplan zu integrieren.

Die Wissenschaftler hatten neun Jahre lang Nabelschnüre von Babys auf Nährstoffe untersucht, die sie im Mutterleib erhalten hatten, und die spätere motorische Entwicklung der Babys und den Zusammenhang mit eben diesen Nährstoffen untersucht. Das Ergebnis war überzeugend: Die Kinder von Schwangeren, die viel Fisch verzehrt hatten, waren besonders gelenkig und stolperten weniger über herumliegendes Spielzeug. Hatten die werdenden Mütter hingegen viel Chips oder Pommes gegessen, die unter anderem sogenannte Transfettsäuren enthielten, war die Motorik der Babys deutlich schlechter. Die Babys dieser Mütter bewegten sich nach der Geburt deutlich ungeschickter (Pediatric Research, 08/2006).

Omega-3-Fettsäuren haben aber auch einen Einfluss auf die Dauer der Schwangerschaft. Wenn die Versorgung der Mutter mit Omega-3 Fettsäuren besonders gut ist, treten weniger Frühgeburtsneigungen auf. Darüber hinaus hat man festgestellt, dass bei einer guten Ver sorgung der werdenden Mutter mit Omega-3-Fettsäuren weniger Wochenbettdepressionen auftreten.

87. Tag

Puls

Als Puls bezeichnet man in der Regel die Zahl der Herzschlag-Impulse pro Minute. Die Herzschlagfrequenz (= der Puls) und ihre Regelmäßigkeit geben Aufschluss über die Effektivität der Herzaktion.

Bei einem gesunden Menschen schlägt das Herz in Ruhe etwa 50- bis 100-mal pro Minute, das ist individuell verschieden. Bei körperlicher Anstrengung schlägt das Herz schneller, der Puls steigt an. Er sollte aber normalerweise nicht über 180 steigen. Bei dieser Pulsfrequenz werden Herz und Kreislauf angeregt, aber nicht belastet.

In der Schwangerschaft wird empfohlen, dass der Puls unter Belastung maximal 70 Prozent ansteigen und 140 Schläge pro Minute nicht überschreiten sollte.

Steigt der Puls für längere Zeit über 140 Schläge hinaus, besteht eine Gefahr der Unterversorgung der Plazenta mit Sauerstoff.

Der durchschnittliche Ruhepuls beim Fötus beträgt übrigens etwa 150 Schläge pro Minute.

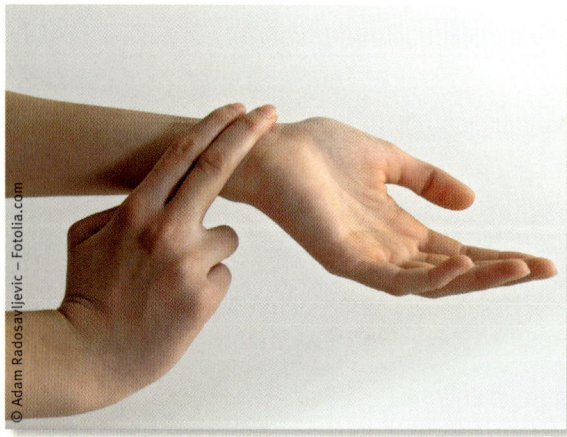

© Adam Radosavljevic – Fotolia.com

Kontrollieren Sie hin und wieder Ihre Pulsfrequenz.

88. Tag

Umstandskleidung

Wann eine schwangere Frau sich erstmals Gedanken über die Weite ihrer Hosen oder Röcke macht, ist sehr verschieden. Einige bekommen ihre Hosen nicht mehr zu, obwohl man noch gar keinen Bauchansatz sieht. Das liegt an der Zunahme der Hüftbreite, da sich durch die Schwangerschaftshormone auch der Beckengürtel lockert. Und das kann schon früh, etwa ab der 10. Schwangerschaftswoche beginnen.

Den meisten Frauen wird ihre normale Kleidung erst ab der 12. bis 15. Schwangerschaftswoche eng und unangenehm. Weil der Bauch in der Schwangerschaft oft auch sehr druckempfindlich wird, werden Hosen und Röcke schnell als zu eng empfunden.

Für die Übergangszeit, solange Sie noch in die Hosen passen, diese aber nicht mehr zu bekommen, können Sie einen Trick anwenden: Nehmen Sie ein Gummiband und schlingen es durch das Knopfloch und um den Knopf herum. Dieser Trick rettet Sie möglicherweise noch ein paar Wochen, sodass Sie die Lieblingshose noch nicht verbannen müssen.

Irgendwann ist es aber so weit, und Sie können nicht mehr auf die gewohnte Kleidung zurückgreifen. Obgleich es heute ein riesiges Angebot an modischer Umstandsmode gibt, kann man auch bis zum Schluss mit „normaler" Kleidung zurechtkommen. Hüft- und andere Hosen werden halt unter dem Bauch getragen, oder man hilft sich mit Hosen in XXL-Größe aus. Falls Sie sich extra Umstandsmode kaufen, sollten Sie vielleicht daran denken, dass Sie diese Kleidung auch noch einige Zeit nach der Entbindung tragen können, und dann sollten gerade die Oberteile zum Stillen gut geeignet sein.

Sie finden übrigens auch in vielen Secondhand-Läden für Babys hübsche, gebrauchte und preiswerte Umstandsmode.

89. Tag

Lage und Fundusstand

Die Lage des Kindes und der Fundusstand wird bei jeder Schwangerschaftsvorsorgeuntersuchung ermittelt. Als Lage des Kindes wird die Beziehung der Längsachse des Kindes zur Längsachse der Mutter beschrieben. Man unterscheidet bei der Lage des Kindes zwischen

- Längslage (Kopf unten = Schädellage, Kopf oben = Steißlage),
- Querlage und
- Schräglage.

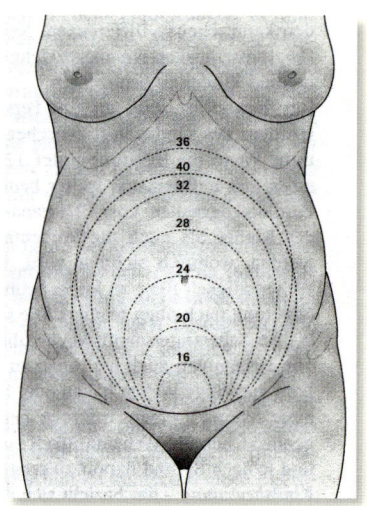

Der Fundusstand wird im Mutterpass eingetragen.

Solange der Fötus noch Platz hat, wechselt er die Lage häufiger. Aber gegen Ende des achten Monats liegen die meisten Föten in der normalen Geburtslage, der Hinterhaupts- bzw. Schädellage, die Arme über der Brust verschränkt und mit angezogenen Beinen. Diese Lage ermöglicht eine optimale Geburt. Der Fundusstand des Kindes beschreibt den Stand des oberen Endes der Gebärmutter. Er lässt sich von der Hebamme oder dem Arzt gut tasten. Meist hat der obere Teil der Gebärmutter in der 24. Schwangerschaftswoche den Nabel erreicht – dann wird er im Mutterpass mit N/0 eintragen. Abweichungen hiervon werden in Querfingerbreit angegeben. So bedeutet der Eintrag N/1 oder N-1, dass der Fötus einen Querfinger unter dem Nabel zu tasten ist.

Fundusstand	Entspricht SSW	Oberer Gebärmutterrand ist tastbar
S/0	12. SSW	am Schambein
2/S	16. SSW	zwei Querfinger über dem Schambein
N/3 oder N-3	20. SSW	drei Querfinger unter dem Nabel
RB/N oder N+3	28. SSW	zwischen dem Rippenbogen und dem Nabel
RB/0 oder RB	36. SSW	am Rippenbogen
RB/2 oder RB-2	40. SSW	zwei Querfinger unter dem Rippenbogen

90. Tag

Schwere, müde Beine und bequeme Schuhe

Die körperlichen Veränderungen machen sich immer deutlicher bemerkbar. Ihr Gewicht nimmt zu, was die Beine damit quittieren, dass sie schnell müde und schwer werden. Darunter leiden weit mehr als die Hälfte aller Schwangeren.

Gönnen Sie sich mehrmals am Tag kleine Ruhepausen, in denen Sie die Beine hochlegen können. Weil dies so wichtig und sinnvoll ist, ist auch im Mutterschutzgesetzt verankert, dass Sie, falls Sie normalerweise eine Tätigkeit im Stehen ausüben, nun eine Sitzgelegenheit zum kurzen Ausruhen zur Verfügung haben sollen. Wenn Sie ständig sitzen müssen, sollen Sie die Gelegenheit für kurze Unterbrechungen erhalten. Machen Sie davon Gebrauch, wenn Ihnen dies gut tut.

Wechselbäder in kaltem und warmen Wasser fördern die Durchblutung und beleben die Beine.

In der Schwangerschaft sind die Bänder dehnbarer – auch die der Beine. Das Verstauchungsrisiko erhöht sich. Achten Sie jetzt besonders auf gutes Schuhwerk. Tragen Sie bequeme und eher flache Schuhe, in denen Sie einen festen und sicheren Stand haben. Ein Schuhkauf empfiehlt sich am Nachmittag, weil dann die Füße häufig deutlich dicker sind als morgens kurz vor dem Aufstehen.

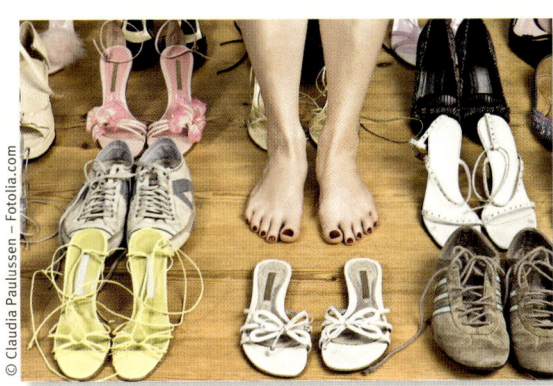

© Claudia Paulussen – Fotolia.com

Bequeme Schuhe schonen die Gelenke.

91. Tag

Herpes

Herpes ist eine weit verbreitete Viruserkrankung, die sich meist als Herpes labialis, als Bläschen um den Mund herum zeigt. Die Bläschen jucken und schmerzen, verschorfen und heilen nach einigen Tagen wieder ab. Nicht selten tritt diese Infektionskrankheit auch im Genitalbereich auf.

Der Virus, der den Gesichtsherpes verursacht, ist meist vom sogenannten Typ 1, die Genitalinfektion wird meist vom Typ 2 hervorgerufen. Nach einem Erstkontakt bleiben die Viren ein Leben lang im Körper und können dann jederzeit eine erneute Infektion auslösen.

Bei der Geburt kann sich ein Kind mit dem Erreger anstecken. Das Infektionsrisiko mit dem Herpes-Simplex-Virus vom Typ 2 ist sehr hoch, wenn sich die Mutter unmittelbar vor der Geburt zum ersten Mal angesteckt hat. Eine Herpesinfektion ist für Neugeborene eine schwere Erkrankung, die tödlich enden kann.

Ist bekannt, dass sich die Schwangere kurz vor der Entbindung erstmalig mit Herpesviren infiziert hat, oder flammt eine bekannte Herpesinfektion kurz vor dem Entbindungstermin erneut auf, so wird der Arzt einen Kaiserschnitt vorschlagen, um das Risiko zu verringern, dass sich das Neugeborene ansteckt.

Sollte das Kind aber mit einer Herpesinfektion geboren werden, ist eine Behandlung des Kindes unumgänglich.

92. Tag

Der Fötus nach elf Wochen

Der Fötus kann nun schon einiges. Der Hand-Greif-Reflex, den man noch nach der Geburt deutlich erkennt, funktioniert jetzt schon. Auf dem Ultraschallbild kann man jetzt manchmal sehen, wie der Fötus die Nabelschnur mit der Hand ergreift oder die Hand spreizt. Auch der Saugreflex funktioniert schon, den einen oder anderen Fötus sieht man auf dem Ultraschallbild genüsslich am Daumen lutschen.

Nun sind auch die äußeren Geschlechtsorgane deutlich erkennbar und Mädchen und Jungen deutlich zu unterscheiden. Die Gallenblase funktioniert und das Knochenmark beginnt mit der Blutbildung.

Im Bereich der Oberlippe und als Wimpern wachsen die ersten Haare. Mädchen haben in diesem Entwicklungsstadium schon deutlich mehr als zwei Millionen Eizellen in ihren Eierstöcken. Mit zunehmendem Alter nimmt die Anzahl der Keimzellen ab – zum Zeitpunkt der Geburt werden es noch etwa eine Million sein, im Alter von 17 Jahren nur noch 200 000 – Tendenz weiterhin fallend.

Ab dieser Woche wird die Größe des Fötus nicht mehr als SSL (Scheitel-Steiß-Länge) ermittelt. Die Beine haben sich deutlich gestreckt, sodass nun der ganze Körper von der Sohle bis zum Kopf gemessen wird.

So groß ist der Fötus	
Länge	9 cm
Gewicht	73 g

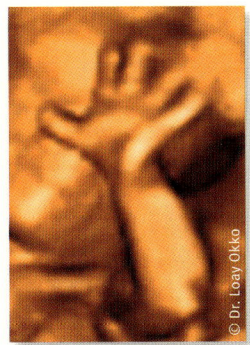

© Dr. Loay Okko

Der Greif-Reflex funktioniert jetzt schon.

93. Tag

Lanugo oder Wollhaar

Als Lanugo, Lanugohaar (lat. *lana – Wolle*) oder Wollhaar wird der Haarflaum bezeichnet, der etwa ab dem 4. Schwangerschaftsmonat den gesamten Körper des Fötus mit Ausnahme der Handflächen und Fußsohlen überzieht.

Die Lanugobehaarung schützt gemeinsam mit der Käseschmiere, die sich später entwickelt (siehe Seite 137), die Haut des Fötus. Sie dient als Schutz vor Temperaturschwankungen, Vibrationen, Schall, Druck und Infektionen.

Die Lanugobehaarung verschwindet etwa ab der 29. Schwangerschaftswoche wieder und ist bei der Geburt selten zu sehen. Die abgestoßenen Haarpartikel werden vom Fötus gemeinsam mit dem Fruchtwasser geschluckt und regen die Darmtätigkeit an.

Erst nachdem das Wollhaar ausgefallen ist, beginnen die eigentlichen Körperhaare zu wachsen. Das ist bei Affen ähnlich, die ebenso wie der Mensch als Fötus eine Lanugobehaarung ausbilden. Auch bei den Affen verschwindet die Lanugobehaarung, wird bei ihnen aber durch das Fell abgelöst.

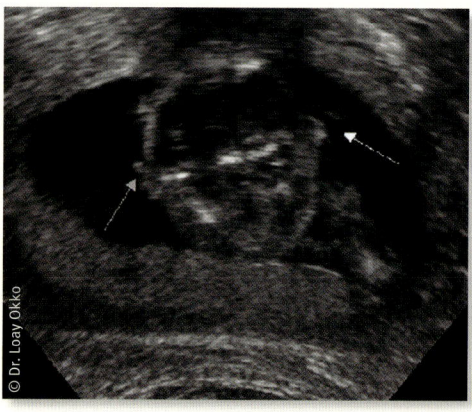

© Dr. Loay Okko

Beide Ohrläppchen sind deutlich erkennbar.

94. Tag

Guter Hoffnung, in anderen Umständen oder wie?

Schwanger? Das Wort kommt aus dem Althochdeutschen *swangar – ein Kind erwartend*, und bedeutet eigentlich *schwerfällig*. Lateinisch heißt es *gravidus – schwanger* bzw. *graviditas – Schwangerschaft*, weshalb die Schwangerschaft medizinisch Gravidität genannt wird. Goethe nannte es „krabkrällig", und heute kennen wir viele Um- und Beschreibungen für die Schwangerschaft – sie alle meinen dasselbe:

- Die Frau ist in Umständen.
- Sind Sie in anderen Umständen?
- Maria trägt ein Kind.
- Sie trägt ein Kind unter dem Herzen.
- Johanna ist gesegneten Leibes.
- Sie ist in gesegneten Umständen.
- Chantalle ist vom Storch gebissen.
- Der Storch hat Janine ins Bein gebissen.
- Meine Gattin ist in Hoffnung.
- Ich bin in guter Hoffnung.
- Erika hat einen Braten in der Röhre.
- Unsere Schwiegertochter kriegt wieder was Kleines.
- Sie erwartet Nachwuchs.
- Das Verhältnis blieb nicht ohne Folgen.

Menschen entbinden, gebären, kommen nieder oder bringen ein Baby auf die Welt.

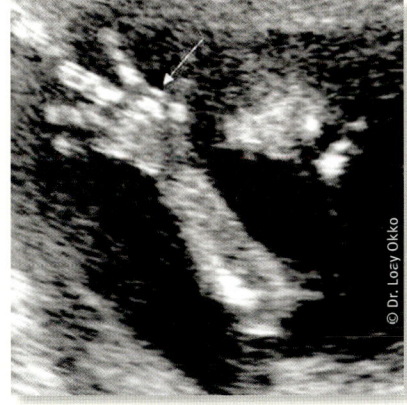

© Dr. Lоеу Okko

Der Fötus lutscht am Daumen.

95. Tag

Haare färben in der Schwangerschaft?

Sie möchten auch in der Schwangerschaft schön und attraktiv aussehen. Und für Sie gehört das Haarfärben dazu. Viele Ärzte halten das Färben der Haare für ungefährlich, einige aber raten Schwangeren zumindest im ersten Schwangerschaftsdrittel davon ab, sich die Haare färben zu lassen. Das ist für viele Frauen irritierend.

Bis heute gibt es keine wissenschaftliche Untersuchungen über die Gefährlichkeit oder Ungefährlichkeit von Haarfärbemitteln für den Fötus. Es gibt allerdings Untersuchungen darüber, wie gefährlich Haarfärbemittel grundsätzlich sind bzw. ob und welche krebserregenden Stoffe sich in den Haarfärbemitteln befinden.

„In der Tat sollten Schwangere oder Frauen, die stillen, von chemischen Haarfarben besser die Finger lassen" – so schrieb die Zeitschrift ÖKO-TEST im November 2000, nachdem sie zahlreiche Haarfärbemittel untersucht hatte. In allen von ÖKO-TEST getesteten Produkten fanden sich gesundheitlich bedenkliche Farbstoffe, die das Erbgut schädigen können und unter dem Verdacht stehen, Krebs auszulösen.

Daran hat sich bis heute nichts geändert. Auch alle im Jahr 2007 getesteten Haarfärbeprodukte gelten als potentiell gesundheitsgefährdend und schnitten im aktuellen Test mit „ungenügend" ab.

Überlegen Sie sich sehr gut, ob es unbedingt notwendig ist, dass Sie sich während der Schwangerschaft und der Stillzeit die Haare färben, und ob Sie damit ein Risiko für Ihr Baby eingehen möchten.

96. Tag

Piercings und Tattoos

Viele junge Frauen, die sich irgendwann einmal ein Piercing zugelegt haben, fragen sich spätestens während der Schwangerschaft, ob sie den Schmuck auch während der Schwangerschaft, der Geburt und der Stillzeit weiterhin tragen sollten.

Spätestens bei der ersten Ultraschalluntersuchung wird der Arzt Sie bitten, den metallenen Bauchnabelschmuck abzulegen. Damit das gepiercte Loch nicht zuwächst, können Sie den Metallschmuck durch flexiblen Kunststoffschmuck aus Bioplast oder PTFE (Polytetrafluorethylen), auch Teflon genannt, ersetzen. Gegebenenfalls müssen Sie aber auch diese Schmuckstücke während der Ultraschalluntersuchungen und CTG entfernen.

Brustwarzenpiercings, die durch den Warzenhof gestochen sind, sollten Sie spätestens zu Beginn der Schwangerschaft völlig entfernen. Meist beeinflussen die durch das Piercen entstandenen Narben die Milchbildung nicht, in seltenen Fällen aber ist es beim ersten Stechen zu Entzündungen gekommen, die das Stillen auch später noch behindern können.

Die meisten Ärzte bitten darum, dass auch Intimpiercings gänzlich entfernt werden, da sie bei einer vaginalen Entbindung zu Verletzungen führen können.

Wenn Sie ein Tattoo am Bauch haben, so kann dies durch die Dehnung der Haut unschön werden, muss aber nicht. Das ist abhängig von der Stabilität des Bindegewebes, auf das Sie nur einen geringen Einfluss haben. Sie sollten sich aber jetzt keine neuen Tattoos stechen lassen.

© Johannes Cawellius

Piercings sollten Sie jetzt entfernen.

97. Tag

Amniozentese

Mit zunehmendem Alter der Frau steigt das Risiko, dass sie mit einem Kind schwanger ist, das eine Chromosomen-Unregelmäßigkeit aufweist. Daher empfehlen viele Ärzte älteren Schwangeren im Rahmen einer vorgeburtlichen Untersuchung eine Amniozentese, eine Fruchtwasseruntersuchung. Die Amniozentese ist das am häufigsten verwendete Verfahren in der pränatalen Diagnostik.

Sie wird zwischen der 15. und der 18. Schwangerschaftswoche durchgeführt. Dabei wird eine Punktionsnadel von außen durch die Bauchdecke, die Gebärmutter und den Fruchtsack geführt. Etwa 15 bis 18 Milliliter Fruchtwasser werden abgesaugt. Die kindlichen Zellen werden anschließend im Labor auf Chromosomen-Unregelmäßigkeiten untersucht. Ein Ergebnis liegt erst nach acht bis zwölf Arbeitstagen vor.

Eine Amniozentese hat – abhängig u. a. von der Erfahrung des durchführenden Arztes – ein Risiko für eine Fehlgeburt von 0,5 bis 1 Prozent. Rein statistisch liegt die Wahrscheinlichkeit, ein Kind mit Down-Syndrom zur Welt zu bringen, bei einer 35-jährigen Frau allein auf Grund ihres Alters bei etwa 1 : 380. Weil dieses Risiko höher ist als das Risiko eines Abortes aufgrund einer Amniozentese (das bei 1 : 100 bis 1 : 200 liegt), wird meist den Schwangeren ab dem 35. Lebensjahr eine Amniozentese angeboten.

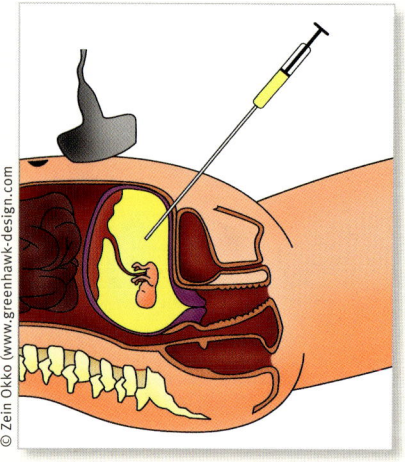

© Zein Okko (www.greenhawk-design.com)

Unter Amniozentese versteht man eine Fruchtwasseruntersuchung.

98. Tag

Chromosomen-Unregelmäßigkeiten

Wir wissen alle: Eigenschaften wie Größe, Haarfarbe oder Vorlieben können vererbt werden. Träger der Erbinformationen sind die Gene, die in einer normalen menschlichen Körperzelle auf 46 paarweise angeordneten Chromosomen verteilt sind.

Während der Entwicklung eines Menschen kann es aufgrund von Fehlern bei der Zellteilung zu Beschädigungen der Chromosomen kommen. Solche Beschädigungen haben meist körperliche oder psychische Defekte oder Unregelmäßigkeiten zur Folge.

Meist führen Chromosomenschäden schon sehr früh in der Schwangerschaft zu einer Fehlgeburt. Einige Chromosomen-Unregelmäßigkeiten aber, wie die Trisomie 21, können zur Geburt (über-)lebensfähiger Kinder führen.

Da mit dem zunehmendem Alter der Mutter das Risiko ansteigt, ein Kind mit einer Chromosomen-Unregelmäßigkeit zu bekommen, werden im Rahmen der Mutterschaftsrichtlinien schwangere Frauen ab 35 Jahren über das Risiko informiert. Mit einer Untersuchung sollen sie gegebenenfalls solche Auffälligkeiten so früh wie möglich in der Schwangerschaft erkennen. Hier gibt es u. a.

- den Triple-Test (siehe Seite 113) und
- die Amniozentese (siehe Seite 110).

Chromosomen-Unregelmäßigkeit oder Mongolismus?

Die häufigste Chromosomen-Unregelmäßigkeit, die mit dem Leben vereinbar ist, ist die Trisomie 21 oder das Down-Syndrom, das früher Mongolismus genannt wurde. Die Mongolische Volksrepublik ersuchte in den 1960er Jahren den Generaldirektor der WHO formell, diese Bezeichnungen in Zukunft zu vermeiden: „Der Name unserer Rasse soll nicht mehr in Verbindung mit dieser Behinderung benutzt werden."

99. Tag

Der Fötus nach drei Monaten

Das Herz ist jetzt vollständig entwickelt. Herzkammern, die Vorhöfe und die Herzklappen sind erkennbar. Zwischen beiden Vorhöfen bleibt zunächst noch eine kleine ovale Öffnung, das Foramen ovale, bestehen. Während der Schwangerschaft wird durch diese Öffnung der Lungenkreislauf umgangen. Sie schließt sich erst in den Tagen nach der Geburt.

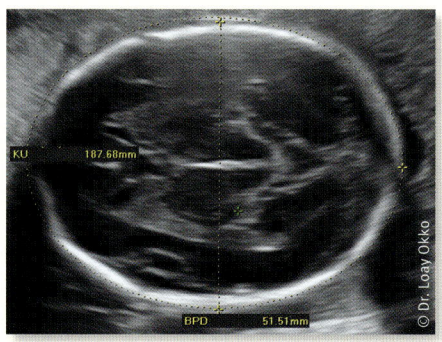

Der Kopf wird vermessen.

Schon jetzt ist aber das Herz dafür zuständig, die Organe mit Blut und somit mit Sauerstoff und Nährstoffen zu versorgen. In der Nabelschnur verlaufen drei Blutbahnen.

Die schon seit einiger Zeit angelegten Organe wie die Leber und die Bauchspeicheldrüse beginnen mit der Produktion von Gallenflüssigkeit bzw. Insulin.

Jetzt werden bei den Ultraschalluntersuchungen einzelne Körperteile vermessen, um eine zeitgerechte und gesunde Entwicklung des Fötus zu kontrollieren:

- der Abdomenumfang, also der Bauchumfang (AU),
- der Kopfdurchmesser (frontookzipitaler Durchmesser, FOD),
- der Scheiteldurchmesser (biparietaler Durchmesser, BIP) und
- der Kopfumfang (KU).

So groß ist der Fötus	
AU	90 mm
FOD	39 mm
BIP	31 mm
KU	119 mm
Gewicht	95 g
Länge	10 cm

100. Tag

Triple-Test

Zwischen der 14. und der 20. Schwangerschaftswoche kann der so-genannte Triple-Test durchgeführt werden, der auch Zweittrimester-Screening genannt wird. Der optimale Zeitpunkt dafür ist der erste Tag der 16. Schwangerschaftswoche (W15T1).

Beim Triple-Test werden drei Stoffe aus dem Blut der Schwangeren bestimmt: Alphafetoprotein (AFP, siehe Seite 121), humanes Chorion-gonadotropin (hCG, siehe Seite 39) und unkonjugiertes Östriol (uE3). Deren Messwerte werden zum Alter der Schwangeren und dem Schwangerschaftsalter in rechnerische Beziehung gesetzt. Das Ergeb-nis gibt rein statistisch die Wahrscheinlichkeit an, ob ein höheres oder ein niedrigeres Risiko als beim Durchschnitt besteht, ein Kind mit einem Chromosomenschaden zu bekommen. Aufgrund der gemessenen AFP-Konzentrationen kann darüber hinaus auch auf das Vorliegen von Neuralrohr- und Bauchwanddefekten geschlossen werden.

Der Triple-Test gibt aber nur eine individuelle Abschätzung der Wahr-scheinlichkeit für das Auftreten von Chromosomen-Unregelmäßig-keiten an und ist keinesfalls eine sichere Diagnose. Häufige falsch positive Ergebnisse verunsichern nicht selten die werdenden Mütter und drängen sie dazu, eine invasive Untersuchung (Amniozentese) vornehmen zu lassen, die allerdings mit einem Risiko für eine Früh-geburt einhergeht.

Der Triple-Test ist in vielen Praxen durch das Ersttrimester-Screening (siehe Seite 92) abgelöst worden.

In jedem Fall sollte sich eine Frau eingehend über die Möglichkeiten und den Sinn eines solchen Test informieren und sich vorab Gedan-ken darüber machen, wie sie weiter verfahren würde, wenn das Test-ergebnis möglicherweise lautet, dass sie ein erhöhtes Risiko hat, ein krankes Kind zu bekommen.

101. Tag

Kann ich in die Sauna gehen?

Während einer gesunden Schwangerschaft und wenn keine medizinischen Gründe dagegen sprechen, können geübte Saunagängerinnen weiterhin in die Sauna gehen. Bleiben Sie aber nicht allzu lange in der Sauna und achten Sie darauf, dass die Sauna nicht allzu heiß ist. Ein Saunabesuch regt beim erfahrenen Saunagänger den Kreislauf an und dient dem Wohlbefinden.

Während der Schwangerschaft sollten Sie allerdings einige Saunatipps beachten:

- Gehen Sie nur in die Sauna, wenn Sie sich damit richtig wohlfühlen.
- Machen Sie lieber einen Saunagang weniger.
- Reduzieren Sie die Länge der Saunagänge, damit der Körper sich nicht zu sehr aufheizt.
- Meiden Sie das eiskalte Tauchbecken. Zur Abkühlung reicht meist auch schon die kühle Luft oder ein kühler Guss mit dem Wasserschlauch.
- Gönnen Sie sich zwischen den Saunagängen mindestens 20 Minuten Ruhepause zur Erholung.

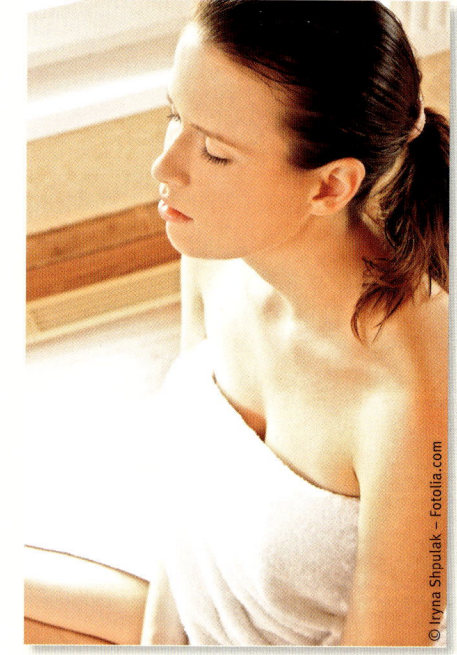

© Iryna Shpulak – Fotolia.com

Bei Beachtung einiger Tipps ist gegen einen Saunabesuch nichts einzuwenden.

102. Tag

IGeL-Leistungen

Die Leistungen, die von den Krankenkassen bezahlt werden, müssen laut Sozialgesetzbuch „ausreichend, zweckmäßig und wirtschaftlich sein. Sie dürfen das Maß des Notwendigen nicht überschreiten."

Weil Ärzte auch Untersuchungen oder Therapien anbieten, die diesen Kriterien nicht entsprechen, dürfen die Krankenkassen die Kosten dafür nicht übernehmen. Dennoch bieten die meisten Ärzte derartige sogenannte IGeL-Leistungen an, als „**I**ndividuelle **Ge**sundheitsleistung", die vom Patienten, der die Leistung wünscht, gesondert bezahlt werden muss. Zu den IGeL Leistungen, die im Zusammenhang mit der Schwangerschaft angeboten werden, zählen u. a.:

- Alphafetoprotein-Bestimmung (siehe Seite 121),
- Triple-Test (siehe Seite 113),
- Ersttrimester-Screening (siehe Seite 92),
- Bestimmung der Toxoplasmose-Immunität (siehe Seite 54),
- Suchtest nach Schwangerschaftsdiabetes (siehe Seite 191),
- Akupunktur bei Schwangerschaftsübelkeit und zur Geburtsvorbereitung (siehe Seite 62),
- Zusätzlich zu den drei Ultraschallscreenings weitere Ultraschalluntersuchungen,
- 3-D- oder 4-D-Ultraschall als „Babyfernsehen".

103. Tag

Geburtsvorbereitungskurs

Die meisten Kranken- und Geburtshäuser und viele Hebammen bieten besonders für Erstgebärende Geburtsvorbereitungskurse an. Diese kann die Schwangere allein besuchen, meist sind sie aber auch für Paare konzipiert. Themen dieser Kurse sind:

- Allgemeine Informationen zu Schwangerschaft, Geburt und Wochenbett,
- Gymnastik für werdende Mütter, um mit Beschwerden (Rückenschmerzen, schwere Beine) leichter zurechtzukommen,
- Atemübungen, um die Wehen leichter zu überstehen,
- Bewegungsübungen, verschiedene Positionen und Haltungswechsel für die Geburt,
- Austausch und Kontakt mit anderen werdenden Eltern, um auch Ängste, Unsicherheiten und persönliche Probleme besprechen zu können.

Einige Kurse finden in geschlossenen Gruppen statt und haben feste Termine, in andere kann man jederzeit einsteigen.

Kurse der Geburtsvorbereitung werden in der Regel von den Krankenkassen bezuschusst. Fragen Sie vor Beginn bei der eigenen Krankenversicherung nach. Informationen gibt es bei der Gesellschaft für Geburtsvorbereitung – Familienbildung und Frauengesundheit – Bundesverband e. V. in Berlin (Telefon: 030 45026920, www.gfg-bv.de).

Melden Sie sich rechtzeitig (10. bis 20. Woche) an, denn viele Kurse und Hebammen sind auf Monate hinaus ausgebucht!

104. Tag

Nagellack und künstliche Fingernägel

Die Zeitschrift ÖKO-Test weist darauf hin, dass manche Nagellacke Substanzen wie Pigmente, Flockungsmittel, Verdünner, Tenside (oberflächenaktive Stoffe), Methyl, Methacrylate und Acetonitrile enthalten, die die Gesundheit gefährden und diverse Symptome wie Hautreizungen oder Ausschläge, Kontaktdermatitis und Allergien auslösen können.

Forscher der Hautklinik der Universität Aachen haben herausgefunden, dass auch die Dämpfe, die beim Befestigen und Aushärten von künstlichen Fingernägeln frei werden, Allergien der Haut hervorrufen können.

Lichthärtende Nägel, Kleber und Nagelhärter geben acrylhaltige Dämpfe ab, die zu allergischen Reaktionen, Ekzemen an den Händen, im Gesicht und am Hals führen können.

Trotz ihres allergenen Potenzials gelten die künstlichen Nagelsets wie auch Nagellacke häufig als „unbedenklich bei sachgemäßer Anwendung".

Wissenschaftliche Studien über die Unbedenklichkeit der Benutzung solcher Nagelverschönerungen während der Schwangerschaft gibt es derzeit nicht. Zwar enthalten Nagellacke und künstliche Fingernägel all diese Stoffe nur in sehr geringen Mengen, sodass ernsthafte gesundheitliche Folgen sehr unwahrscheinlich sind. Um aber jegliches überflüssige Risiko während der Schwangerschaft zu vermeiden, sollten Sie gerade in den ersten Monaten der Schwangerschaft, wenn der Fötus noch sehr empfindlich auf Umweltgifte reagiert, auf derartige Kontakte verzichten.

105. Tag

Pilzinfektionen

Scheidenpilzinfektionen, die sich durch Juckreiz, Brennen, Wundsein, weißlichen, krümeligen oder übel riechenden Ausfluss bemerkbar machen, kommen während der Schwangerschaft nicht selten vor. Durch den hohen Östrogenspiegel finden Hefepilze in der Scheide ein günstiges Klima vor.

Eine vaginale Pilzinfektion ist keine Geschlechtskrankheit und hat nichts mit mangelnder Hygiene zu tun. Der Arzt kann die Pilzinfektion anhand der Symptome und eines Abstriches leicht diagnostizieren.

Eine Pilzinfektion während der Schwangerschaft sollte behandelt werden. Sie kann mit lokalen Antimykotika behandelt werden, die als Salben oder Scheidenzäpfchen angeboten werden. Der Arzt kann Ihnen nach einer Diagnose sicher das richtige Medikament empfehlen.

Frauen mit einer Vaginalmykose (Scheidenpilz) haben häufig auch Darmpilze. Falls dies der Fall ist, sollten diese Darmpilze mitbehandelt werden, denn ansonsten ist eine dauerhafte Beseitigung des Ausflusses nur schwer erreichbar.

Pilzinfektionen im Genitalbereich der Mutter schaden dem Ungeborenen nicht direkt, aber sie erhöhen das Risiko für Fehl- und Frühgeburten.

Was können Sie tun, um eine Pilzinfektion zu vermeiden?
- Tragen Sie keine enge Unterwäsche.
- Tragen Sie nur Unterwäsche aus Naturfasern (Baumwolle oder Seide).
- Benutzen Sie keine Slipeinlagen.
- Wechseln Sie nach dem Schwimmen zügig den nassen Badeanzug.
- Essen Sie wenig Zucker.

106. Tag

Der Fötus nach 13 Wochen

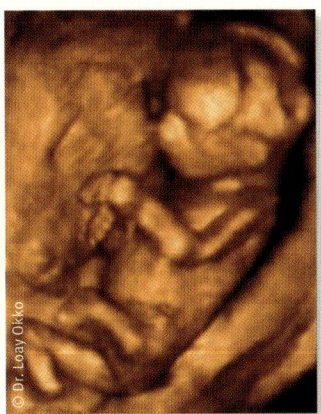

© Dr. Loay Okko

Der Fingerabdruck bildet sich jetzt aus.

13 Wochen nach der Empfängnis schwimmt der Fötus noch bequem im Fruchtwasser. In den ersten vier Monaten der Schwangerschaft stand vor allem die rasche Entwicklung der Organe im Vordergrund. Nun geht es darum, dass der Körper an Größe zulegt und Fett für den Stoffwechsel einlagert.

Die Beine und die Arme sind gewachsen, die Beine sind nun etwas länger als die Arme, alle Gelenke und Glieder sind beweglich.

Die Fingernägel sind fertig ausgewachsen, an den Fingerkuppen bilden sich die kleinen Rillen, die das individuelle und einmalige Muster des Fingerabdruckes ergeben.

Die Haut des Fötus ist weitestgehend fertig entwickelt und dem Leben im Wasser gut angepasst. Sie wird von der Käseschmiere (Vernix caseosa) geschützt, einer Art Paste, die den ganzen Körper bedeckt und von den Talgdrüsen neben den Haarwurzeln gebildet wird. Jetzt entsteht auch das sogenannte Lanugo-Haar – ein Haarflaum, der noch weitgehend farblos ist.

Allmählich gibt der Fötus seine gekrümmte Haltung auf und beginnt sich mehr und mehr zu strecken.

Wenn jetzt bei der Ultraschalluntersuchung die Größe gemessen wird, dann geschieht dies vom Kopf bis zu den Füßen.

So groß ist der Fötus	
AU	99 mm
FOD	42 mm
BIP	34 mm
KU	120 mm
Gewicht	117 g
Länge	11 cm

107. Tag

Gestose

Gestose ist ein Oberbegriff für Stoffwechselkrankheiten, die nur in der Schwangerschaft auftreten und deren Ursachen noch weitgehend unbekannt sind.

Man unterscheidet zwischen

- **Frühgestosen**,
  die im ersten Schwangerschaftsdrittel mit der Hyperemesis gravidarum (siehe Seite 62) und Ptyalismus (vermehrtem Speichelfluss) auftreten, und
- **Spätgestosen**
  im letzten Schwangerschaftsdrittel, die sich als Präeklampsie bzw. Eklampsie (siehe Seite 206) oder HELLP-Syndrom (207) darstellen.

Das zweite Drittel der Schwangerschaft ist meist nicht betroffen. Der Begriff Schwangerschaftsvergiftung für Gestosen ist veraltet.

Bei Symptomen einer Gestose ist eine engmaschige ärztliche Überwachung sinnvoll, da mit einer Gestose das Risiko einer erhöhten Sterblichkeit, intrauteriner Wachstumsverzögerung und einer Frühgeburt einhergeht.

108. Tag

AFP-Test

Der Alphafetoprotein-Test (AFP-Test) ist ein Bluttest im Rahmen der pränatalen Diagnostik. Er ist auch Bestandteil des früher häufiger durchgeführten Triple-Tests (siehe Seite 113). Bei einer Blutuntersuchung, die bei der Schwangeren zwischen der 16. und 18. Schwangerschaftswoche durchgeführt wird, kann die Menge des Alphafetoproteins im mütterlichen Blut untersucht werden. Dieses Eiweiß wird im Dottersack und später in der kindlichen Leber produziert. Es gelangt mit dem Urin des Fötus ins Fruchtwasser und über die Plazenta ins Blut der Mutter.

Eine unübliche Konzentration von AFP im Blut der Schwangeren gilt als sogenannter serologischer Softmarker für körperliche Fehlbildungen oder Chromosomen-Unregelmäßigkeiten des Fötus. Ungewöhnlich hohe AFP-Konzentrationen können zum Beispiel auf eine Fehlbildung des Neuralrohrs (im Bereich des Rückens oder des Gehirns) des Embryos hinweisen. Ein unüblich niedriger Wert kann ein Hinweis auf ein Down-Syndrom (Trisomie 21) sein.

Die Ergebnisse des AFP-Test sind sehr kritisch zu betrachten: Schon ein ungenau angegebenes oder nicht sicher datierbares Schwangerschaftsalter kann erhebliche Werteschwankungen hervorrufen und führt dann häufig zu falsch positiven Ergebnissen.

Der AFP-Test wird nicht im Rahmen der mütterlichen Vorsorgeuntersuchungen durchgeführt und muss von der Schwangeren selbst bezahlt werden.

109. Tag

Femurlänge

Der Femur ist der längste und stärkste Knochen des menschlichen Skeletts. Er bildet die knöcherne Grundlage des Oberschenkels. Die Femurlänge (Fe) ist die Länge des Oberschenkelknochens. Sie spielt bei den Ultraschalluntersuchungen eine Rolle, denn anhand dieses Wertes kann der Arzt feststellen, ob der Fötus zeitgerecht entwickelt ist. Weicht dieser Wert deutlich von den Durchschnittswerten gleichaltriger Föten ab, könnte das ein Hinweis auf eine mögliche Chromosomenanomalie sein.

So weiß man zum Beispiel, dass ein Kind mit einem Down-Syndrom (Trisomie 21) und der Trisomie 13 häufig eine asymmetrische Retardierung der Körperproportionen aufweist und einen im Verhältnis zu den restlichen Maßen relativ kurzen Oberschenkelknochen hat.

Der Arzt wird den gemessenen Wert in Beziehung setzen mit anderen Werten, die er bei der Ultraschalluntersuchung ermittelt. Zwischen dem Wachstum des fetalen Nasenbeins, dem biparentalen Durchmesser sowie der Femurlänge besteht eine lineare Beziehung.

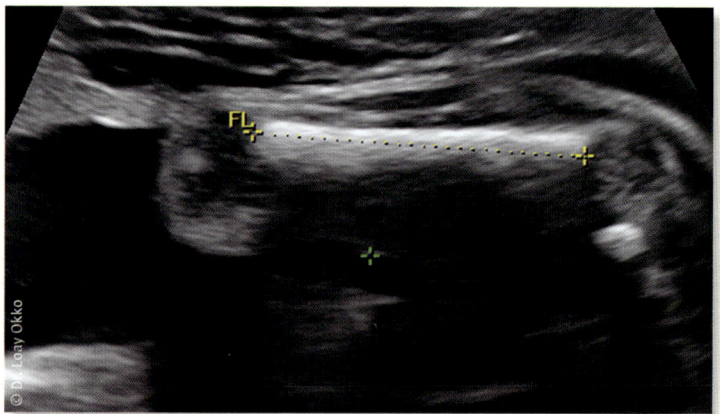

Die Länge des Oberschenkelknochens kann Aufschluss über die Entwicklung des Fötus geben.

110. Tag

Doppler-Ultraschalluntersuchung

In besonderen Situationen empfiehlt Ihnen der Arzt möglicherweise eine Doppler-Ultraschalluntersuchung, auch Farbdoppler genannt. Diese Untersuchung dient der Darstellung der Strömungsverhältnisse in den mütterlichen oder kindlichen Blutgefäßen. Dadurch kann eine drohende Mangelversorgung des Fötus (bei einer Plazentainsuffizienz) schon früh erkannt werden und entsprechende Vorsorgemaßnahmen können eingeleitet werden.

Das schwarz-weiße Ultraschallbild wird durch Farben ergänzt und hilft dem Untersuchenden, Probleme und Fehlbildungen leichter darzustellen, z. B. bei der Betrachtung des kindlichen Herzens (Echokardiographie).

Eine Doppler-Sonographie wird meist empfohlen,

- falls eine Gestose festgestellt wurde oder in einer vorausgegangenen Schwangerschaft vorhanden war,
- bei Bluthochdruck, Nierenerkrankungen, Diabetes mellitus, Bindegewebserkrankungen und Autoimmunerkrankungen,
- bei kindlicher Wachstumsverzögerung,
- bei verminderter Fruchtwassermenge oder auffälliger Plazenta,
- bei auffälligen kindlichen Herztonmustern (CTG),
- bei Mehrlingsschwangerschaften.

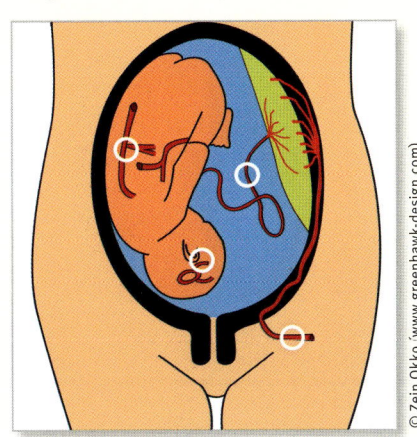

© Zein Okko (www.greenhawk-design.com)

Der Farbdoppler stellt die Strömungsverhältnisse in den Blutgefäßen dar.

111. Tag

Flugreisen

Das zweite Trimester der Schwangerschaft ist für eine Urlaubsreise optimal. Jetzt geht es den meisten Frauen prächtig, die Übelkeit und die ersten Umstellungsprobleme sind vorbei, und der Bauch ist noch nicht so umfangreich, dass er die Bewegung einschränkt.

Grundsätzlich spricht jetzt auch nichts gegen eine Flugreise. Wenn Sie die Fluggesellschaft frühzeitig über die Schwangerschaft informieren, werden Sie wahrscheinlich einen schönen bequemen Sitz mit viel Platz vor sich zugewiesen bekommen.

Achten Sie darauf, dass Sie bequem sitzen und versuchen Sie sich während des Fluges viel zu bewegen. Machen Sie besonders für die Beine und Füße gymnastische Übungen oder gehen Sie jede Stunde mindestens einmal den Gang auf und ab, damit das Risiko einer Thrombose sinkt.

Einige Fluggesellschaften befördern Schwangere nur bis zwei Monate vor dem errechneten Entbindungstermin. Erkundigen Sie sich rechtzeitig, wie dies bei Ihrer geplanten Reise ist und ob und welche Unterlagen (z. B. ein ärztliches Attest) Sie ggf. mitbringen müssen.

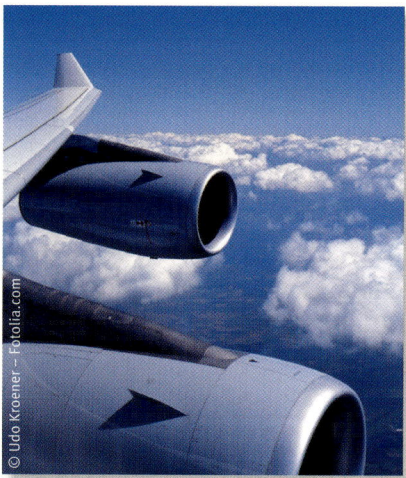

© Udo Kroener – Fotolia.com

Jetzt spricht nichts mehr gegen eine Flugreise.

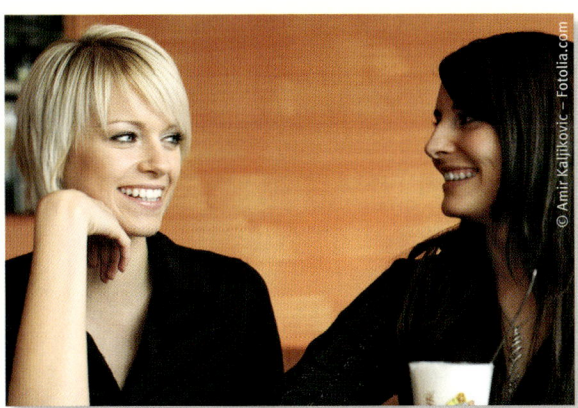

112. Tag

Denken Sie auch mal an sich selbst

Langsam macht sich schon ein kleines Bäuchlein bemerkbar. Nach der ersten Aufregung über die Schwangerschaft wird es nun höchste Zeit, auch mal nur an sich selbst zu denken.

In der fröhlichen Erwartung auf den Nachwuchs gehen oft die eigenen Interessen verloren. Gönnen Sie sich etwas Gutes. Gehen Sie mit Freundinnen Kaffee trinken, gönnen Sie sich einen schönen Kinoabend, machen Sie einen ausgiebigen Spaziergang oder legen Sie sich gemütlich auf den Balkon und lesen Sie ein Buch. Lassen Sie die Seele baumeln und stellen Sie sich und Ihre Bedürfnisse in den Mittelpunkt. Sprechen Sie auch mit Ihrem Partner ab, dass diese nächsten Wochen wahrscheinlich für eine längere Zeit die letzten sind, die Sie so ganz für sich selbst haben.

Solange Sie noch so fit sind und Sie weder der dicke Bauch, noch ein Baby einschränkt, sind Sie noch mobil und frei. Genießen Sie diese Zeit jetzt sehr bewusst und kosten Sie die Stunden aus, in denen Sie tun und lassen können, was Sie möchten.

Genießen Sie die Zeit und gehen Sie eigenen Interessen nach.

113. Tag

Der Fötus nach 14 Wochen

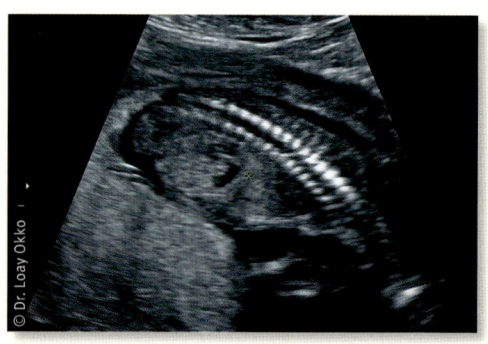

© Dr. Loay Okko

Die einzelnen Wirbel der Wirbelsäule sind deutlich erkennbar.

Der Kreislauf und die Harnwege des Fötus sind jetzt voll funktionsfähig. Nicht nur die Wirbelsäule, sondern auch die einzelnen Wirbel sind im Ultraschallbild deutlich erkennbar.

Ein erfahrener Mediziner wird jetzt mit einem hochauflösenden Ultraschallgerät schon das Geschlecht des Fötus erkennen. Die Anlage des Penis hat sich bei einem männlichen Fötus deutlich ausgebildet. Noch bleiben die Anlagen für die Hoden in der Bauchhöhle. Sie wandern erst kurz vor und manchmal auch erst kurz nach der Entbindung in die Hodensäcke. Bei einem weiblichen Fötus ist die hervortretende Klitoris gut sichtbar, da die Schamlippen noch kaum ausgebildet sind. In den Eierstöcken des Fötus lagern jetzt bereits einige Millionen unreifer Eizellen.

In den nächsten drei Wochen macht der Fötus einen großen Wachstumsschub, er wird sein Gewicht verdoppeln und eineinhalbmal so groß werden wie jetzt.

Die Gebärmutter mit Fruchtblase und Plazenta hat nun etwa den Umfang eines Handballs erreicht und ist von außen meist als kleines Bäuchlein erkennbar.

So groß ist der Fötus	
AU	108 mm
FOD	46 mm
BIP	37 mm
KU	130 mm
Gewicht	150 g
Länge	12 cm

114. Tag

Kalzium

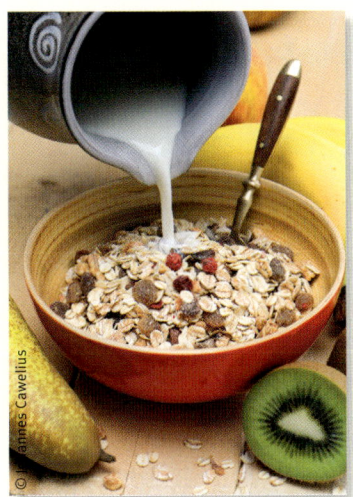

Milch ist ein wichtiger Kalzium-
lieferant.

Kalzium sorgt unter anderem für starke und gesunde Knochen und Zähne. Während der Schwangerschaft benötigt der Fötus Kalzium für den Aufbau des Skelettes, für den Kreislauf, das Nervensystem und die Muskelfunktionen.

Was die Mutter nicht an Kalzium aufnimmt, wird ihren Knochen entzogen. Die notwendige Kalziummenge können Sie am einfachsten über eine gesunde vollwertige Ernährung aufnehmen. Hierbei bieten sich Milchprodukte an, die keinen allzu hohen Fettgehalt haben. Mit einem Liter Milch oder der entsprechenden Menge an Milchprodukten pro Tag decken Sie Ihren Bedarf an Kalzium. Als Alternative können Sie mit kalziumreichem Mineralwasser einen großen Teil des Bedarfs decken. Auch Hülsenfrüchte, Gemüse wie Fenchel, Brokkoli, Mangold oder Grünkohl und Sesam oder Mohnsamen enthalten reichlich Kalzium.

Der Tagesbedarf an Kalzium wird in den verschiedenen Ländern unterschiedlich angegeben. In Deutschland empfiehlt man als Tagesbedarf für Erwachsenen etwa 800 Milligramm, für Schwangere sind es bis zu 1 200 Milligramm.

Kalziumreiche Nahrungsmittel

- Kuhmilch, Jogurt, Buttermilch,
- Quark,
- Sesam,
- Grünkohl, Fenchel, Brokkoli, Lauch (Porree),
- Sojabohnen und andere Hülsenfrüchte.

115. Tag

Phospor

Phosphor, der im Körper als Phosphat vorkommt, ist nahezu an allen Lebensvorgängen, beispielsweise am Stoffwechsel von Kohlenhydraten, Fetten und Eiweißen beteiligt. Phosphat wird besonders für den Energiestoffwechsel als direkte Energiequelle für alle Zellvorgänge benötigt, z. B. für den Aufbau von Zellwänden. Gemeinsam mit Kalzium bilden Phosphate einen wichtigen Bestandteil von Knochen und Zähnen.

Der Phosphorbedarf ist bei Schwangeren erhöht, er beträgt 800 Milligramm pro Tag (die empfohlene Tagesmenge für Erwachsene sonst: 700 Milligramm).

Phosphor kommt in vielen Lebensmitteln in größeren Mengen vor, darunter beispielsweise in Soja, Getreide, Fleisch, Fisch, Milch, Käse, Eier und Hülsenfrüchten. Obst und Gemüse enthalten relativ wenig Phosphor. Eine ausgewogene vollwertige Ernährung mit reichlich Getreide und Milchprodukten wird Ihren Bedarf an Phosphor in der Regel decken.

Darüber hinaus wird heute vielen industriell hergestellten Lebensmitteln bei der Zubereitung Phosphat zugesetzt.

Phosphatreiche Nahrungsmittel

- Soja,
- Getreide,
- Fleisch,
- Fisch,
- Milch, Käse,
- Eier.

116. Tag

Jod

Das Spurenelement Jod hat für die Schilddrüse und den Stoffwechsel eine zentrale Bedeutung. Der menschliche Körper kann Jod nicht selbst herstellen – es muss über die Nahrung zugeführt werden.

Deutschland zählt zu den sogenannten Jodmangel-Gebieten, weil die Böden und Gewässer wenig Jod enthalten. Um bei der Bevölkerung eine ausreichende Jodversorgung zu gewährleisten, werden zahlreiche Lebensmittel mit Jodsalz angereichert.

Jod ist für die gesunde Entwicklung des Kindes im Mutterleib und des Säuglings unentbehrlich. Einige Studien haben gezeigt, dass die von der Deutschen Gesellschaft für Ernährung (DGE) für Schwangere empfohlene tägliche Jodzufuhr von 230 bis 600 Mikrogramm in Deutschland häufig nicht erreicht wird.

Es wird empfohlen, dass Schwangere mindestens einmal pro Woche eine Portion frischen Seefisch zu sich nehmen, der eine recht hohe Menge an Jod enthält.

Die tägliche Jodzufuhr mit der Nahrung beträgt im Durchschnitt zwischen 30 bis 70 Mikrogramm. Daher sollten Schwangere besonders darauf achten, ausreichend Jod zu sich zu nehmen. Sprechen Sie ggf. mit Ihrem Arzt über eine entsprechende Nahrungsergänzung.

Jodreiche Nahrungsmittel

- Schellfisch, Kabeljau,
- Garnelen, Krabben, Jakobsmuschel, Krebse,
- dorschartige Fische,
- Hartkäse.

117. Tag

Eisen und Eisenmangel

Bei den Schwangerschaftsvorsorgeuntersuchungen wird im Blut der Hämoglobingehalt (Hb) gemessen, der indirekt Auskunft über den Eisenwert gibt. Bei einem Eisenmangel sinkt der Hb-Wert, und die roten Blutkörperchen können nicht mehr optimal Sauerstoff durch den Körper transportieren. Ein niedriger Hb-Wert zeigt den Eisenmangel aber erst an, wenn die Eisenspeicher schon leer sind und der Körper keine Eisenreserven mehr hat. Der Serum-Ferritin-Wert, der im Labor ermittelt werden kann, weist schon frühzeitig (Eisenmangel-Frühwarn-Wert) auf eine beginnende Entleerung der Eisenspeicher hin.

Eisenmangel zeigt sich in blasser Haut, Abgeschlagenheit und Müdigkeit.

Je nachdem wie weit der Eisenmangel fortgeschritten ist, hilft eine Ernährungsumstellung auf vollwertige frische Nahrung, oder der Arzt muss gegebenenfalls ein Eisenpräparat verordnen.

Übrigens: Schwarzer Tee gilt als „Eisenfresser" und sollte bei einem Eisenmangel gemieden werden. Achten Sie darauf, auch immer ausreichend Vitamin C zu sich zunehmen. Dadurch wird das Eisen in pflanzlichen Lebensmitteln besser verwertet.

Die DGE-Empfehlung lautet: Erwachsene sollten normalerweise zehn Milligramm Eisen pro Tag aufnehmen, Schwangere 30 Milligramm pro Tag.

Eisenreiche Nahrungsmittel

Vollkornprodukte aus
Hirse, Amaranth, Roggen, Weizen, Hafer, Dinkel

Gemüse
Fenchel, Topinambur, Rosenkohl, Schwarzwurzel

Hülsenfrüchte
Kichererbsen, Linsen

Samen und Kerne
Sesamsamen, Pistazien, Sonnenblumenkerne

Fleisch und Fisch
Innereien, Miesmuscheln, Blut- und Leberwurst

118. Tag

Eisenmangelanämie

Eine chronisch (dauerhaft) ungenügende Eisenaufnahme kann zu einer Eisenmangelanämie führen. Je nachdem wie ausgeprägt die Anämie ist, wird sie als prälatenter, latenter oder manifester Eisenmangel bezeichnet.

Müdigkeit, Abgeschlagenheit und Erschöpfung sind die ersten Anzeichen, hinzu kommen unter anderem Infektanfälligkeit, rissige Lippen und Appetitlosigkeit. Von einer Eisenmangelanämie während der Schwangerschaft ist auch die Entwicklung der kognitiven Fähigkeiten (Wahrnehmung, Denken und Erkennen, Intelligenz im weitesten Sinne) des Kindes betroffen. Es kann auch zu Wachstumsverzögerungen kommen. Außerdem erhöht sich das Risiko einer Frühgeburt bei einem Eisenmangel der Schwangeren.

Eine Anämie (Blutarmut) ist meist ein spätes Zeichen eines sich über Monate entwickelnden Eisenmangels. Bei einem erhöhtem Risiko der Mutter oder einem Verdacht auf einen massiven Eisenmangel wird immer auch der Serum-Ferritin-Wert (siehe Seite 130) ermittelt.

17. Woche

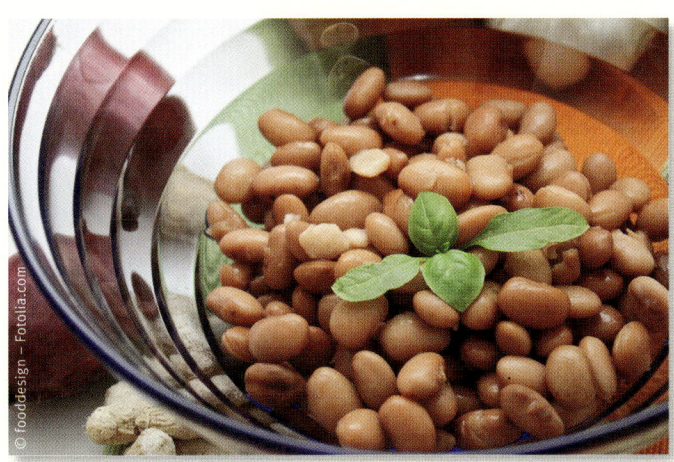

© foodesign – Fotolia.com

Linsen liefern reichlich Eisen.

119. Tag

Magnesium

Magnesium ist ein Mineral und ein Spurenelement. Es ist als Mineralstoff für den Menschen unentbehrlich. Der menschliche Körper kann Magnesium nicht selbst herstellen, das bedeutet, dass es dem Körper täglich in ausreichender Menge zugeführt werden muss, um einem Magnesiummangel vorzubeugen.

Magnesium ist wichtig für die Muskulatur und fördert die Durchblutung und Sauerstoffzufuhr. Auch für diverse Stoffwechselvorgänge im Körper und für die Mineralisierung der Knochen ist es wichtig. Der Fötus braucht ausreichend Magnesium für einen gesunden Knochenaufbau. In den letzten drei Monaten der Schwangerschaft lagert er täglich 5 bis 7,5 Milligramm Magnesium ein. Während der Schwangerschaft wird darüber hinaus auch ausreichend Magnesium für das Wachstum der Gebärmutter benötigt.

Ein Magnesiummangel kann sich u. a. durch Wadenkrämpfe bemerkbar machen, durch Taubheit in den Fingern, Ödeme (Wassereinlagerungen), Herzrasen, Abgeschlagenheit oder vorzeitige Wehen, die das Risiko einer Frühgeburt erhöhen. Magnesium ist Bestandteil des Chlorophylls und wird meist über pflanzliche Nahrung zugeführt. Sojabohnen, Sojamehl, Leinsamen, Mohn, Pinienkerne, Sesam, Bananen, Sonnenblumenkerne und grünes Gemüse enthalten viel Magnesium.

Laut Empfehlung der Deutschen Gesellschaft für Ernährung liegt der Tagesbedarf an Magnesium bei Erwachsenen bei etwa 310 Milligramm pro Tag.

Magnesiumreiche Nahrungsmittel

- Weizenkleie,
- Kürbis-, Sonnenblumenkerne,
- Sesam, Leinsamen,
- Sojabohnen, -mehl,
- Hirse, Reis,
- Bananen,
- grünes Gemüse.

120. Tag

Der Fötus nach 15 Wochen

Das Gehör ist nun soweit entwickelt, dass der Fötus erste Geräusche wahrnehmen kann. Zunächst bilden das Blubbern der mütterlichen Magen- und Darmgeräusche und der mütterliche Herzschlag die bestimmende Geräuschkulisse. Später wird der Fötus zunehmend Laute von außerhalb des mütterlichen Körpers wahrnehmen.

So groß ist der Fötus	
AU	118 mm
FOD	50 mm
BIP	40 mm
KU	141 mm
Gewicht	181 g
Länge	14 cm

Noch sieht die Haut des Fötus sehr faltig aus, denn die Unterhautfettschicht wächst erst langsam. Sein Gehirn wird von zwei gewölbten, zusammengefügten Schädelknochen geschützt. Die weiche Übergangsstelle, die sogenannte Fontanelle, bleibt bis zum Alter von zwei Jahren bestehen. Erst dann sind die Schädelknochen fest zusammengewachsen.

Der Fötus trainiert nun schon seinen Tastsinn, er kann auch schon am Daumen lutschen.

Wenn Sie sich jetzt viel bewegen, helfen Sie dem Fötus dabei, seinen Gleichgewichtssinn zu schulen. Jede Bewegung der werdenden Mutter fungiert als Signal an das Gehirn des Fötus. Je mehr Impulse der Fötus nun erhält, umso mehr steigert er seine Leistungsfähigkeit. Er übt seine Wahrnehmung und reagiert durch Muskel- und Gelenkbewegungen. Gefällt ihm seine Lage nicht, ändert er sie durch Dehnen, Strecken, Beugen oder Drehen.

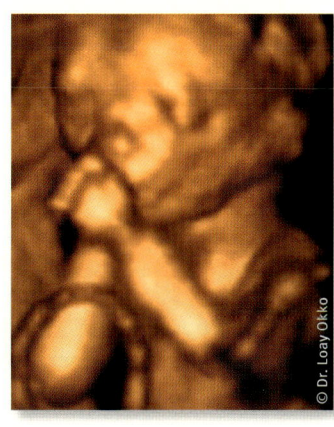

© Dr. Loay Okko

Jetzt kann der Fötus erste Geräusche wahrnehmen.

121. Tag

Syphilis – Lues-Suchtest

Entsprechend der Schwangerschaftsvorsorgerichtlinien wird bei allen Frauen ein Bluttest durchgeführt, zum Nachweis einer Syphilis-Infektion. Die Syphilis, auch Lues genannt, gehört neben dem Tripper (der Gonorrhö) zu den klassischen Geschlechtskrankheiten, die durch sexuelle Kontakte übertragen werden. Das Ergebnis der Untersuchung wird unter Lues-Suchaktion im Mutterpass (siehe Seite 53) eingetragen.

Nach der Einführung von Penicillin ging die Krankheit im 20. Jahrhundert drastisch zurück, steigt aber seit 1990 stark an.

Während der Schwangerschaft und bei der Geburt kann eine infizierte Mutter die Krankheit auf ihr Kind übertragen. Das kann die gesamte Entwicklung des Kindes stören, erhöht das Risiko für Frühgeburten und führt häufig zum Tode der Kinder.

Weil die Erkrankung für Mutter und Kind gefährlich, die Untersuchung risikolos und die Erkrankung sehr gut therapierbar ist, wurde der Lues-Suchtest in den Katalog der Schwangerschaftsvorsorgeuntersuchungen aufgenommen.

122. Tag

Wie lange dauert die Schwangerschaft bei Tieren?

Schweine sind drei Monate, drei Wochen und drei Tage trächtig. Das bedeutet: 114 Tage nachdem die Sau beim Eber war, bekommt sie in der Regel recht pünktlich je nach Rasse sechs bis 14 Ferkel.

Zweiundzwanzig Monate – also fast zwei Jahre lang – wächst ein kleines **Elefantenbaby** im Bauch seiner Mutter. Bei seiner Geburt ist so ein Baby-Elefant ein ganz schöner Brocken: Es ist ungefähr 85 Zentimeter groß und wiegt 120 bis 150 Kilo. Das ist fast zehnmal so schwer wie ein zweijähriges Kind.

Das größte Säugetier der Welt, der **Blauwal**, ist „nur" ein knappes Jahr schwanger: Das Walkalb ist bei der Geburt sieben Meter lang und 2 bis 2,5 Tonnen schwer – das ist ungefähr die Größe eines Kleintransporters. In den ersten Monaten trinkt ein Walbaby am Tag bis zu 600 Liter Milch!

Ein **Kängurubaby** verbringt nur 33 Tage – also ungefähr einen Monat – im Bauch der Mutter. Bei seiner Geburt ist es zwei Zentimeter lang und nicht einmal ein Gramm schwer. Dieser taube, blinde und nackte Winzling krabbelt nach seiner Geburt in den Beutel der Mutter und wächst dort heran. Er hängt sich mit dem Mund an eine Zitze und lässt sie für die nächsten zwei bis drei Monate nicht mehr los. Etwa sechs Monate später verlässt das Jungtier erstmals den Beutel.

123. Tag

Erste Kindsbewegungen

Ab der 19. oder 20. Schwangerschaftswoche spüren die meisten Mütter ihre Babys. Erstgebärende spüren die Kindsbewegungen meist erst später.

Frauen beschreiben die ersten Kindsbewegungen als

- „Flattern wie ein Schmetterling",
- „als ob ein kleiner Marienkäfer kitzelt",
- „wie ein zarter Windhauch",
- „ein sanftes Blubb",
- „als leichtes Gluckern und Rumpeln",
- „als würden innen kleine Luftblasen aufsteigen",
- „als ob jemand von innen anklopft",
- „wie leichte Blähungen",
- „ein Glücksgefühl",
- „unbeschreiblich schön".

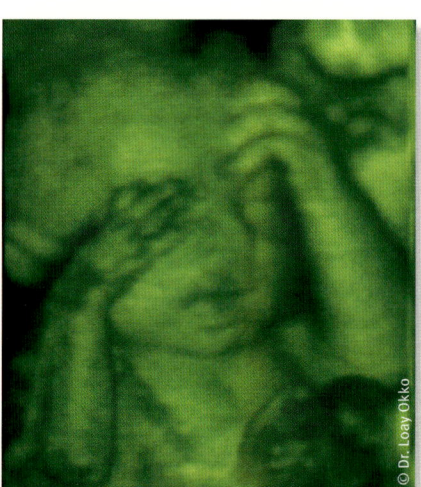

© Dr. Loay Okko

Wenn das Licht stört, hält sich der Fötus die Augen zu.

124. Tag

Käseschmiere

Als Käseschmiere oder Fruchtschmiere (Vernix caseosa) wird ein weißlicher Belag auf der Haut des Neugeborenen bezeichnet, der etwa ab der 17. Schwangerschaftswoche gebildet wird.

Bei den meisten Kindern ist die Käseschmiere bei der Geburt deutlich zu sehen. Wenn sie bei der Geburt nicht mehr vorhanden ist, kann dies ein Hinweis darauf sein, dass das Kind übertragen worden ist.

Die Fruchtschmiere besteht zu 80 Prozent aus Wasser, zu zehn Prozent aus Fetten, der Rest besteht aus Hautzellen und abgestoßenen Lanugohaaren.

Die Fruchtschmiere schützt die Haut des Fötus. Sie enthält unter anderem antibakteriell wirksame Enzyme, die ihn vor aufsteigenden Infektionen während der Schwangerschaft schützen sollen. Die schützende Wirkung der Fruchtschmiere stärkt die Immunität und ist durchaus mit den Eigenschaften der Muttermilch vergleichbar.

Während man die Neugeborenen früher unmittelbar nach der Geburt schön mit Seife gereinigt hat, ist man mittlerweile dazu übergegangen, die Fruchtschmiere nach der Geburt nicht bzw. möglichst schonend zu entfernen.

125. Tag

Die Nabelschnur

Die Nabelschnur (Funiculus umbilicalis) verbindet den Fötus im Mutterleib mit der Plazenta und dem Blutkreislauf der Mutter. Sie stellt so die Versorgung mit Nährstoffen und Sauerstoff, aber auch die Entsorgung von Stoffwechselabbauprodukten sicher.

Die Nabelschnur ist etwa 50 bis 60 Zentimeter lang, 1,5 bis 2 Zentimeter im Durchmesser und meist spiralig gewunden. Dadurch, dass die Nabelschnur als Spirale aufgedreht ist, ist sie weniger empfindlich gegen Abknicken.

Die Nabelschnur enthält in der Regel drei Gefäße, nämlich zwei Arterien (Arteriae umbilicales) und eine Vene (Vena umbilicalis). Die Arterien der Nabelschnur leiten kohlendioxidreiches und nährstoffarmes Blut vom Fötus zur Plazenta und die Vene das frische Blut von der Plazenta zum Fötus.

Trotz der engen Verbindung vermischt sich das mütterliche Blut nicht mit dem des Fötus. Eine dünne Membran in der Plazenta sorgt dafür, dass das Blut gefiltert wird. Wichtige Nährstoffe sowie Sauerstoff, Wasser und einige Vitamine kommen hindurch, wie auch einige Antikörper gegen Infektionskrankheiten, aber leider gelangen auch Gifte wie Nikotin, Alkohol oder einige Medikamente ungefiltert in den kindlichen Blutkreislauf.

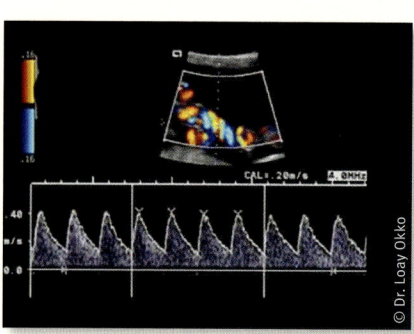

© Dr. Loay Okko

Eine Untersuchung der Nabelschnur mit dem Doppler (siehe Seite 123).

126. Tag

Ramadan – müssen Schwangere fasten?

Das Fasten ist eine wichtige Säule des Islam. Der ganze Monat Ramadan gilt als Fastenmonat, vom ersten Tag des Monats, an dem die Mondsichel erkennbar wird, bis zum Folgemonat. Das Fasten beginnt, wenn „ihr in der Morgendämmerung den weißen Faden vom schwarzen Faden unterscheiden könnt. Danach vollzieht das Fasten bis zur Nacht".

Das Fasten im Monat Ramadan ist für alle erwachsenen Muslime, gleich ob Mann oder Frau, verpflichtend. Der Koran kennt jedoch auch Ausnahmen, denn „Gott will für euch Erleichterung. Er will für euch nicht Erschwernis".

Kranke Muslime und Muslime, die sich auf einer Reise befinden, sind von der Verpflichtung zum Fasten befreit. Gleiches gilt für Frauen während der Schwangerschaft oder der Zeit des Stillens, wenn sie durch ihr Fasten einen Schaden für ihren Embryo befürchten und diese Furcht einen vernünftigen Grund hat. Im Zweifelsfall sollten Sie daher mit Ihrem behandelnden Arzt klären, ob das strikte Fasten während der Schwangerschaft ein Risiko für die Gesundheit des Kindes darstellt.

Entsprechendes gilt übrigens auch für Juden an ihrem Fastentag Jom Kippur und für orthodoxe Christen in der Passionszeit.

Muslime, die im Monat Ramadan nicht fasten können, sollen, so lauten die religiösen Regeln, allerdings die entsprechenden Tage nachholen.

127. Tag

Der Fötus nach vier Monaten

Das zentrale Nervensystem des Fötus ist nun so weit entwickelt, dass das Gehirn mit den meisten Körperteilen verbunden ist.

Das Gesicht trägt deutlich menschliche Züge. Ohren, Nase, Mund und Augen sind am richtigen Platz und die mittlerweile gewachsenen Augenlider haben sich über den Augen geschlossen. Bis etwa zur 26. Schwangerschaftswoche werden sie sich nicht mehr öffnen. Die Haarwurzeln und die Augenbrauen werden fester und setzen sich klarer ab.

Die Blase funktioniert schon. Der Fötus trinkt Fruchtwasser und scheidet es, nachdem es den Körper durchlaufen hat, als Urin wieder aus.

Die Menge an Fruchtwasser nimmt zu. Dies dehnt zum einen die Gebärmutter und zum anderen bietet es dem Fötus reichlich Bewegungsspielraum.

Das Fruchtwasser ist völlig steril, also frei von vermehrungsfähigen Keimen. Es ist allerdings leicht trüb, denn es enthält unter anderem die Abfallprodukte aus dem Magen-Darm-Trakt des Fötus, Zellen aus den Anlagen der Lungen, die der Fötus mit dem Fruchtwasser ausatmet, und den Urin, den die Nieren bereits produzieren.

Die Haut des heranwachsenden Fötus ist auf natürliche Weise dem Leben im Wasser angepasst. Feine Daunenhaare (siehe Seite 106) sowie die Käseschmiere (siehe Seite 137) schützen sie.

So groß ist der Fötus	
AU	128 mm
FOD	54 mm
BIP	43 mm
KU	152 mm
Gewicht	220 g
Länge	14 cm

128. Tag

Zweites Ultraschallscreening

Zwischen der 19. und 22. Schwangerschaftswoche soll entsprechend der Schwangerschaftsvorsorgerichtlinien die zweite Ultraschalluntersuchung durchgeführt werden.

Diese Untersuchung wird durch die Bauchdecke gemacht. Wieder wird der Fötus vermessen und seine normgerechte Entwicklung überprüft. Wachstumsstörungen, Disproportionen, auffällige Körperoberfläche und Körperstrukturen im Inneren des Fötus können jetzt ggf. festgestellt werden. Auch kann der Arzt nun häufig schon erkennen, ob es sich um ein Mädchen oder um einen Jungen handelt. Darüber hinaus werden die Struktur der Plazenta, die Fruchtwassermenge und die Vitalität des Fötus beurteilt.

Falls der Arzt jetzt etwas Auffälliges feststellen sollte, kann er Sie zu einem sogenannten Feinultraschall weiter überweisen, der von besonders ausgebildeten Gynäkologen mit einer Zusatzqualifikation durchgeführt wird.

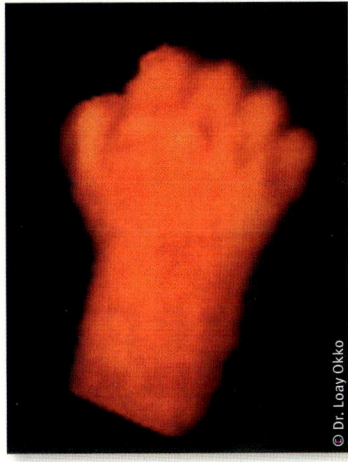

© Dr. Loay Okko

Der Fötus wird erneut vermessen.

129. Tag

Zahnarztbesuche

Regelmäßige Zahnarztbesuche sind immer sinnvoll, ob Sie nun schwanger sind oder nicht.

Eine Schwangerschaft ist kein Hinderungsgrund für eine notwendige zahnärztliche Behandlung. Bei einer ggf. notwendigen Betäubung kann der Zahnarzt, wenn er von Ihrer Schwangerschaft weiß, ein für den Fötus ungefährliches Mittel verwenden. Behandlungen, die nicht so dringend sind, sowie größere Zahnbehandlungen, die mit viel Stress verbunden sind, sollten Sie auf die Zeit nach der Entbindung verschieben.

Das Thema Amalgamfüllungen wird immer noch und besonders im Zusammenhang mit einer Schwangerschaft sehr kontrovers diskutiert. Weil die Ungefährlichkeit von Amalgam und besonders der Einfluss auf das Ungeborene wissenschaftlich nicht sicher geklärt ist,

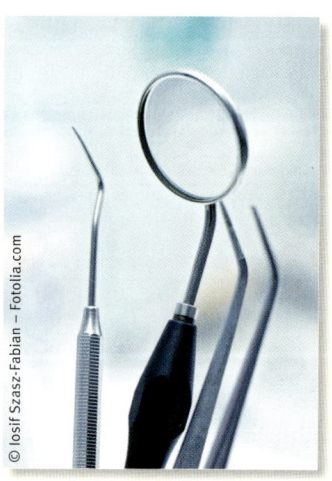

© Iosif Szasz-Fabian – Fotolia.com

wird von vielen Ärzten empfohlen, während der Schwangerschaft Amalgamfüllungen weder zu entfernen noch neue Amalgamfüllungen anzubringen, um eine zusätzliche Belastung mit Quecksilber jetzt zu vermeiden. Über die Blutbahn könnte das Quecksilber möglicherweise zum Kind gelangen und Schäden verursachen.

Größere Zahnbehandlungen sollten auf die Zeit nach der Entbindung verschoben werden.

130. Tag

Sport während der Schwangerschaft

„Durch zu viel Sport nach männlichem Muster wird der Frauenkörper direkt vermännlicht. … Die weiblichen Unterleibsorgane verwelken und das künstlich gezüchtete Mannweib ist fertig", so der Gynäkologe Hugo Sellheim zu Beginn der 1930er Jahre.

Seit Hugo Sellheim die Frauen so unsportlich sehen wollte, hat sich einiges verändert. Heute kennt man aufgrund zahlreicher Studien die vielen Vorteile des Sports und besonders die Bedeutung des Sports während der Schwangerschaft: Sportliche Frauen …

- gebären leichter.
- brauchen weniger Schmerzmittel unter der Geburt.
- bekommen seltener Schwangerschaftsstreifen.
- haben ein subjektiv gesteigertes Wohlbefinden.
- leiden seltener unter Krampfadern und Thrombosen.
- haben seltener Haltungsschäden und Rückenschmerzen.

Sie können (fast) jede vertraute Sportart weiter betreiben, solange es Ihnen gut geht. Achten Sie auf sich und Ihren Körper, seien Sie sich der Gefahr und der Risiken bewusst und wählen die Belastungen so, dass Sie sich rundum wohl fühlen. Wichtig ist, dass Sie sich nie überlasten.

Achten Sie darauf, dass die Pulsfrequenz nie für längere Zeit 140 Herzschläge pro Minute überschreitet.

Aber Vorsicht! Haben Sie schon mehrere Fehlgeburten hinter sich, leiden Sie unter chronischen Erkrankungen, haben Sie extremes Über- oder Untergewicht, dann sollten Sie vorher mit Ihrem behandelnden Arzt besprechen, ob und welche Sportarten für Sie geeignet sind.

131. Tag

Welche Sportarten sind unbedenklich?

In einer gesunden Schwangerschaft sind viele Sportarten möglich. Spüren Sie in Ihren Körper und hören Sie auf, wenn Ihnen etwas unangenehm wird. Im Zweifel sprechen Sie immer auch mit Ihrem behandelnden Arzt.

grün = fast immer unbedenklich
gelb = mit Einschränkungen möglich
rot = hierauf sollten Sie jetzt verzichten

	1. Trimenon	2. Trimenon	3. Trimenon
Fahrradfahren	grün	grün	grün
Schwimmen	grün	grün	grün
Joggen	grün	gelb	gelb
Marathon	rot	rot	rot
Reiten	rot	gelb	rot
Badminton/Tennis	rot	gelb	rot
Skifahren	rot	gelb	rot
Ski-Langlauf	grün	grün	grün
Kampfsportarten	gelb	grün	grün
Tauchen	rot	rot	rot
Tanzen	grün	grün	grün
Fallschirmspringen	rot	rot	rot
Bergsteigen	rot	grün	rot
Aerobic	gelb	grün	grün
Wassergymnastik	grün	grün	grün
Walking	grün	grün	grün
Wandern	grün	grün	grün
Inlineskating	gelb	grün	grün
Yoga	grün	grün	grün

132. Tag

Schwimmen

Schwimmen steht auf der Hitliste der Sportarten während der Schwangerschaft ganz weit oben.

Im Wasser können Sie sich einerseits wunderbar entspannen, andererseits können Sie hier moderates Ausdauertraining oder auch gymnastische Übungen im Rahmen von Aquarobic (Aerobic im Wasser) machen.

Ob Rücken- oder Brustschwimmen, Kraulen oder nur Paddeln, im Wasser können Sie sich so bewegen, wie es Ihnen am angenehmsten ist, ohne das ganze Körpergewicht tragen zu müssen. Der Kreislauf wird schonend angeregt und Ihr zunehmendes Gewicht wird leicht vom Wasser getragen.

Die häufigste Furcht von Frauen ist es, sich im Schwimmbad zu infizieren. Diese Sorge kann man getrost zerstreuen. Beim normalen Schwimmen dringt in den seltensten Fällen Wasser in die Scheide ein.

Wenn Sie die ganz normalen hygienischen Ratschläge beachten und sich z. B. nicht ohne Handtuch auf eine feuchte Sitzbank setzen, sollte ein öffentliches Bad oder ein Badesee kein Risiko darstellen.

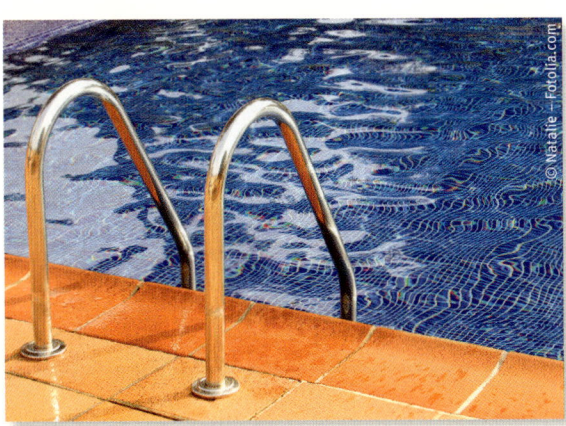

© Natalie – Fotolia.com

Schwimmen ist der optimale Sport für Schwangere.

133. Tag

Joggen

Jetzt in der Schwangerschaft mit dem Joggen anzufangen, mag möglicherweise keine gute Idee sein. Wenn Sie aber schon lange und regelmäßig laufen, spricht kaum etwas dagegen, das auch weiterhin zu tun. Falls Sie merken, dass Ihnen das Laufen gut tut und es keine medizinischen Einwände gibt, können Sie Ihr Training fortsetzen. Seien Sie aber im zweiten und dritten Trimester vorsichtig und überanstrengen Sie sich nicht.

Hier ein paar Jogging-Tipps für die Schwangerschaft:

- Laufen Sie nicht allzu schnell und nicht allzu lange, etwa drei- bis viermal pro Woche 15 bis 30 Minuten.
- Achten Sie darauf, dass die maximale Pulsfrequenz 140 Schläge nicht (lange) überschreitet.
- Joggen Sie mit niedriger Belastung.
- Vermeiden Sie Überhitzung und trinken Sie viel.
- Tragen Sie Laufschuhe mit einer optimalen Sohlendämpfung, das schont die Gelenke.
- Hören Sie sofort auf, wenn Sie das Training zu sehr anstrengt oder Sie sich nicht wohl fühlen.

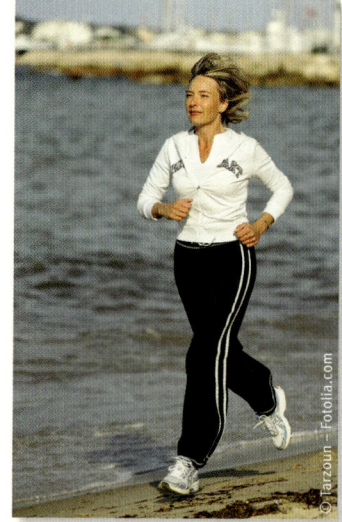

Wenn Sie sich nicht überanstrengen, können Sie Ihr Training fortsetzen.

134. Tag

Der Fötus nach 17 Wochen

So groß ist der Fötus	
AU	139 mm
FOD	58 mm
BIP	46 mm
KU	163 mm
Gewicht	273 g
Länge	20 – 22 cm

Jetzt haben Sie fast die Hälfte der Schwangerschaft hinter sich. Der obere Teil Ihrer Gebärmutter erreicht Ihren Bauchnabel. Dieser Fundusstand (siehe Seite 102) wird in Ihrem Mutterpass mit N/0 angegeben.

Wenn man den Fötus nun im Ultraschallbild sieht, kann man beobachten, wie er nach der Nabelschnur greift, herzhaft gähnt und am Daumen lutscht.

Die Sinne des Fötus entwickeln sich weiter und werden immer differenzierter. Es werden Millionen von Nervenzellen hergestellt, damit das Schmecken, Riechen, Hören, Sehen und Fühlen im Gehirn optimal verdrahtet wird.

Einige Frauen spüren in dieser Woche schon die ersten Kindsbewegungen (siehe Seite 148). Die kommenden zehn Wochen werden Sie als die lebhaftesten Wochen des Fötus erleben. Es ist jetzt einerseits groß genug, dass Sie die Bewegungen spüren, andererseits bleibt dem Fötus noch eine Zeitlang genug Platz, um aktiv herumzuturnen.

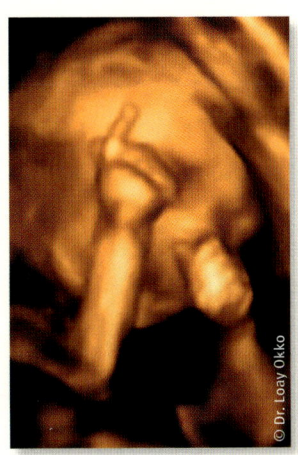

© Dr. Loay Okko

Jetzt beginnen die lebhaftesten Wochen des Fötus.

135. Tag

Die Plazenta

Die Plazenta (lat. *placenta – Kuchen*), auch Mutterkuchen genannt, entsteht aus embryonalem Gewebe, das in die Schleimhaut der Gebärmutter einwächst. Der Mutterkuchen besteht aus einem kindlichen Anteil (Pars fetalis) und einem mütterlichen Anteil (Pars materna oder Pars uterina).

Die Plazenta versorgt den Fötus über die Nabelschnur mit Nährstoffen und Sauerstoff. Außerdem produziert sie schwangerschaftserhaltende Hormone und beeinflusst das Immunsystem der Schwangeren so, dass es die werdende Mutter und den Fötus vor Infektionen schützt, gleichzeitig aber dafür sorgt, dass die Plazenta selbst und das Kind nicht als Fremdgewebe abgestoßen werden.

Eine Membran in der Plazenta schützt den Embryo vor direktem Kontakt mit dem mütterlichen Kreislauf. Allerdings gibt es einige Stoffe, die diese Schranke durchbrechen können. Einige der sogenannten plazentagängigen Stoffe können für den Embryo gefährlich sein. Dazu gehören neben Alkohol, Nikotin und Medikamenten auch Stoffe wie Blei, Kadmium und Nickel sowie einige Krankheitserreger.

Untersuchungen haben gezeigt, dass Nikotin die Funktion der Plazenta deutlich beeinträchtigt. Raucht die Schwangere selbst oder hält sie sich in einer Umgebung auf, in der geraucht wird, und raucht passiv mit, verengen sich innerhalb kürzester Zeit die Blutgefäße der Plazenta, sodass das Baby nur unzureichend versorgt wird.

Etwa 10 bis 20 Minuten nach der Geburt wird die Plazenta in der sogenannten Nachgeburtsphase (siehe Seite 286) unter Wehen abgestoßen. Zum Zeitpunkt der Geburt wiegt die Plazenta etwa 500 bis 600 Gramm.

136. Tag

Die Geschichte der Plazenta

Die Plazenta hat in vielen Kulturen eine besondere und mystische Bedeutung. Den alten Ägyptern galt die Plazenta als der Sitz der Seele. Bei der Geburt eines Kindes wurde sie zumindest in den herrschenden Familien zu Lebzeiten des „Besitzers" aufbewahrt. Die Malaien betrachten sie als älteres Geschwisterkind, und im Sudan gilt die Plazenta als geistiges Ebenbild des Kindes. Im Jemen lässt man die Plazenta für die Vögel auf dem Dach des Hauses liegen, damit die Liebe zwischen den jungen Eltern wächst.

Weltweit kennt man den Ritus der Bestattung der Nachgeburt. Häufig findet man in ganz Europa den Brauch, die Plazenta zu beerdigen und an dieser Stelle einen Baum zu pflanzen. In Süddeutschland sind alte Tonkrüge aus dem 17. Jahrhundert gefunden worden, in denen man die Nachgeburt im Keller eines Wohnhauses bestattet hatte.

Die meisten Säugetiermütter, selbst Tiere, die sich sonst rein vegetarisch ernähren wie Kühe und andere Wiederkäuer, verspeisen die Nachgeburt. Warum sie das tun, lässt sich nur vermuten: Ein Grund könnte sein, dass sie verhindern wollen, dass Raubtiere angelockt werden. Ein anderen Grund könnte sein, dass die Plazenta sehr vitamin- und nährstoffreich ist.

Übrigens wird auch heute noch in unserem Kulturkreis die Plazenta bzw. Bestandteile der Plazenta für die Herstellung von Kosmetika oder homöopathischer Medizin (als Plazenta-Autonosode) verwendet.

137. Tag

Viel trinken ist wichtig

Es gilt nicht nur für die Zeit der Schwangerschaft: Ein Erwachsener sollte täglich mindestens ein bis zwei Liter Flüssigkeit zu sich nehmen.

Da sich in der Schwangerschaft der Bedarf an Flüssigkeit noch erhöht, lohnt es sich darauf zu achten, dass Sie ausreichend trinken. Ihr Körper lagert jetzt vermehrt Flüssigkeit im Gewebe ein, und die Blutmenge nimmt um etwa einen Liter zu. Mit dem erhöhten Blutvolumen können die Plazenta und der Fötus ausreichend mit Sauerstoff und Nährstoffen versorgt werden. Viele Frauen schwitzen während der Schwangerschaft etwas mehr als vorher. Dieser Flüssigkeitsverlust muss zusätzlich ausgeglichen werden. Müdigkeit, Verstopfung und Konzentrationsschwäche können ein Hinweis darauf sein, dass Sie zu wenig trinken.

Um den Flüssigkeitsbedarf zu decken, eignet sich besonders:

- **Mineralwasser**
  Achten Sie darauf, dass es natriumarm ist, denn Natrium bindet vermehrt Flüssigkeit im Gewebe, was zu Ödemen führen kann.
- **ungesüßte Kräuter- und Früchtetees**
- **Buttermilch und Milch**

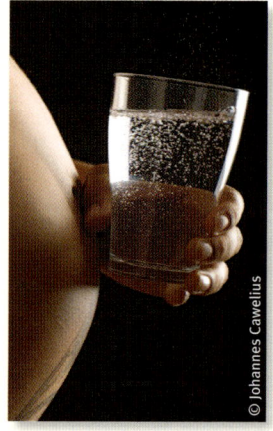

  Mit der Milch decken Sie zusätzlich auch einen hohen Teil des Kalziumbedarfs ab.

Stellen Sie sich schon am Morgen 1,5 bis 2 Liter bereit, so haben Sie den ganzen Tag einen Überblick über die Menge, die Sie noch trinken sollten, und können die Flüssigkeit in kleinen Mengen zu sich nehmen.

© Johannes Cawelius

Trinken Sie natriumarmes Mineralwasser.

138. Tag

Welcher Name?

Jedes Kind erhält bei seiner Geburt einen Namen, und sicher überlegen auch Sie schon, welchen Namen Sie Ihrem Kind geben wollen. In Deutschland und den meisten europäischen Ländern besteht der individuelle Name aus Vor- und Familiennamen. In anderen Ländern, wie in Japan oder China, steht der Vorname hinter dem Familiennamen.

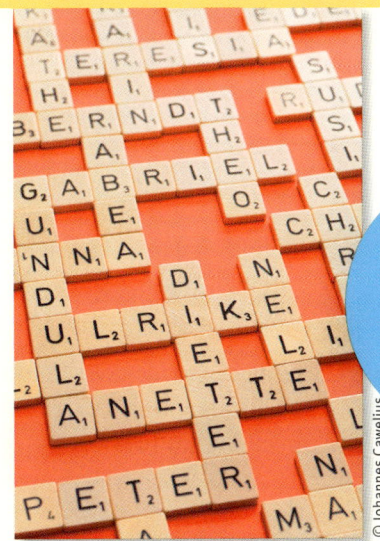

Bis zu fünf Vornamen darf ein Kind bekommen.

© Johannes Cawelius

In Deutschland gibt es gesetzliche Richtlinien für die Vergabe von Vornamen:

- Der Vorname muss als solcher erkennbar sein.
- Er muss sich eindeutig dem Geschlecht zuordnen lassen.
- Bei neutralen Namen wie etwa Kim muss ein zweiter Name vergeben werden, aus dem sich das Geschlecht des Kindes ablesen lässt.
- Der Vorname muss dem Geschlecht des Kindes entsprechen. (Ausnahmen bestätigen die Regel, wie die in Bayern gebräuchliche Verwendung von Maria als Zweitnamen für Jungen).
- Der Vorname darf dem Kind nicht schaden, er darf also nicht beleidigend oder lächerlich sein.
- Orts-, Familien- oder Markennamen dürfen nicht verwendet werden (auch hier gibt es wieder Ausnahmen von der Regel wie z. B. Mercedes, der als Mädchenname zugelassen ist).
- Gebräuchliche Kurzformen von Vornamen sind zulässig, Koseformen hingegen nicht. So ist beispielsweise Niko die erlaubte Kurzform von Nikolaus, die Koseform Nikkilein ist jedoch nicht zugelassen.
- Es können bis zu fünf Vornamen vergeben werden.
- Der Name eines Kindes muss sich von denen seiner Geschwister unterscheiden.

139. Tag

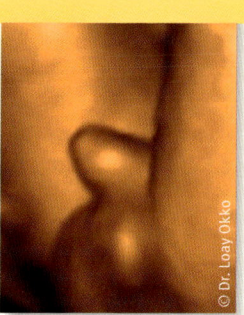

© Dr. Loay Okko

Jungennamen

„Der Name ist nicht alles, aber ohne guten Namen ist alles nichts."
Karl-Heinz W. Smola, Trend- und Zukunftsforscher

Früher war die Namensgebung entweder mit einem Heilswunsch verbunden, dass der oder die in dem Namen ausgedrückten Eigenschaften auf den Träger des Namens übergehen oder dass der oder die Heilige, nach dem/der das Kind benannt wurde, dieses ein Leben lang beschützen möge.

Hitliste 2008	Seltene Namen 2008	Häufige Namen im Mittelalter
Leon	Peer	Leonhard
Paul	Gerwin	Claus/Klaus
Luca/Lucas/Lukas	Fokko	Thomas
Felix	Finley	Hans
Timm/Tim	Jarno	Ulrich
Jonas	Tjorben	Michel
Finn/Fynn	Silas	Steffan
Elias	Arvin	Fritz
Maximilan/Max	Glen	Paulus
Ben	Bent	Heinz
Jan	Quint	Erhardt
Alexander	Jano	Kuntz
David	Silvan	Mathes
Noah	Hayo	Conrad
Jannick/Yannick	Nero	Lorentz
Simon	Ardor	Jacob
Justin	Sajoscha	Heinz
Tom	Yaron	Martin

140. Tag

Mädchennamen

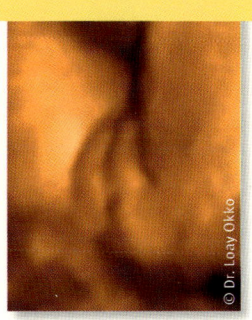

© Dr. Loay Okko

„Ein guter Name ist mehr wert als Reichtum."
Miguel de Cervantes, spanischer Schriftsteller

20. Woche

Ist ein klassischer oder ein moderner Name erwünscht? Tendieren Sie zu einem gewöhnlichen oder einem eher ungewöhnlichen Namen? Ungewöhnliche Namen fallen auf und bleiben in Erinnerung, es kann nicht so leicht auf das Alter geschlossen werden, sie müssen aber häufig buchstabiert werden. Passt der Name für ein Mädchen bzw. einen Jungen und ebenso für einen erwachsenen Menschen?

Hitliste 2008	Seltene Namen 2008	Häufige Namen im Mittelalter
Leonie/Leoni	Marle	Anna
Hanna/Hannah	Elona	Dorothea
Mia	Mirella	Agnes
Lena	Joleen	Elisabeth
Emma	Tara	Barbara
Marie	Leandra	Kunigunde
Sophie	Lorna	Agnes
Lisa	Charlin	Irma
Sofia/Sophia	Morena	Margarete
Laura	Venice	Ursula
Lina	Ilea	Mechthild
Nele/Neele	Kisha	Gertrud
Amelie/Amely	Yosie	Juliana
Johanna	Synke	Christa
Maja/Maya	Nova	Clara
Clara/Klara	Arlette	Katharina
Julia	Romina	Brigitta
Lara	Klarisa	Agatha

141. Tag

Der Fötus nach 18 Wochen

Der Fötus hat schon einen eigenen Rhythmus. Mal schläft er, mal ist er wach und turnt herum. Die Iris der Augen entwickelt sich.

Die Großhirnrinde und die Furchen in der Hirnrinde werden angelegt. Insgesamt entwickelt sich das Gehirn in dieser Phase sehr schnell. Geschützt wird das Gehirn nun von den beiden Schädelhälften, die aber noch nicht zusammengewachsen sind, um das Wachstum des Hirns nicht einzuschränken.

Langsam werden die anfangs noch ziemlich unkoordinierten Bewegungen des Fötus immer zielgerichteter und kräftiger.

Meist sitzt der Fötus jetzt fast aufrecht in der Gebärmutter. So kann der kleine Kopf manchmal durch leichtes Drücken auf den Bauch ertastet werden.

So groß ist der Fötus	
AU	149 mm
FOD	62 mm
BIP	49 mm
KU	175 mm
Gewicht	330 g
Länge	18 cm

142. Tag

Wadenkrämpfe

Wadenkrämpfe sind für viele Schwangere ein nächtliches Problem. Meist sind sie auf Durchblutungsstörungen zurückzuführen und werden durch Krampfadern und Vitamin B-Mangel, Eisen- und Magnesiummangel begünstigt.

Mit einer vollwertigen eisen- und magnesiumreichen Ernährung und speziellen Streck- und Dehnungsübungen lässt sich recht einfach Abhilfe schaffen.

Einem akuten Krampf können Sie begegnen, indem Sie das Bein lang ausstrecken, die Zehen nach oben ziehen und die Ferse nach unten schieben. Häufig bringt auch festes Auftreten auf dem Boden Erleichterung.

Bei einem Magnesiummangel, der sich unter anderem auch durch häufige Wadenkrämpfe zeigen kann, kann der Arzt Ihnen eine medikamentöse Therapie empfehlen.

Hinweis: Nehmen Sie Magnesium- und Eisenpräparate nicht gemeinsam ein, da durch die gleichzeitige Einnahme die Aufnahme beider Präparate im Körper blockiert werden kann.

Magnesiumreiche Nahrungsmittel

- Aprikosen,
- Mandeln,
- Pellkartoffeln,
- Gemüse.

143. Tag

Namen für Zwillinge

Wenn Sie Zwillinge erwarten, verdoppelt sich die Frage nach dem richtigen Vornamen. Entweder suchen Sie einfach zwei Namen aus, die Ihnen gut gefallen, oder Sie stellen schon anhand der Namen eine gewisse Verbindung zwischen den Zwillingsgeschwistern her, wie z. B. die gleiche Bedeutung, Endung oder die gleiche Sprechweise.

- **Gleiche Anfangsbuchstaben**
  z. B. Max & Moritz, Susanna & Sabrina
- **Gleiche Endung**
  z. B. Lena & Sandra, Simon & Leon
- **Ähnlicher Klang**
  z. B. Sascha & Mascha, Hans & Franz
- **Namen mit gleicher Silbenzahl**
  z. B. Hanna & Anne, Fynn & Tim
- **Betonung auf der gleichen Silbe**
  z. B. Milan & Maike, Timo & Jonas
- **Gleiche Bedeutung**
  z. B. Eva und Zoe bedeuten „Leben", Roland und Hartmut „der Mutige"
- **Prominente Paare**
  z. B. Remus & Romulus, Hanni & Nanni

144. Tag

Autofahrten mit dickem Bauch

Besonders lange Urlaubsreisen im Auto können mit zunehmendem Körperumfang anstrengend werden. Im Grunde genommen spricht aber nichts gegen eine auch längere Autofahrt, wenn Sie einige Tipps beachten:

- Legen Sie regelmäßig Pausen ein – etwa alle eineinhalb Stunden – und vertreten sich ausgiebig die Beine, um die Thrombosegefahr zu minimieren.
- Der Sicherheitsgurt sollte auch bei fortgeschrittener Schwangerschaft angelegt werden. Nicht angeschnallt riskieren Sie bei einem Unfall schwere Verletzungen für sich und den Fötus.
- Sichern Sie sich immer mit dem Dreipunktgurt.
- Der Gurt muss straff anliegen. Der übers Becken verlaufende Teil soll so tief wie möglich unterhalb des Bauches geführt werden.
- Falls möglich fahren Sie nicht selbst, denn ein Aufprall mit Bauchkontakt auf den Lenkradkranz erhöht das Risiko der Verletzung. Bei richtiger Sitzposition (korrekter Abstand zum Airbag, siehe Fahrzeugbedienungsanleitung) stellt eine Airbagauslösung kein Problem für die Schwangere oder das ungeborene Kind dar.

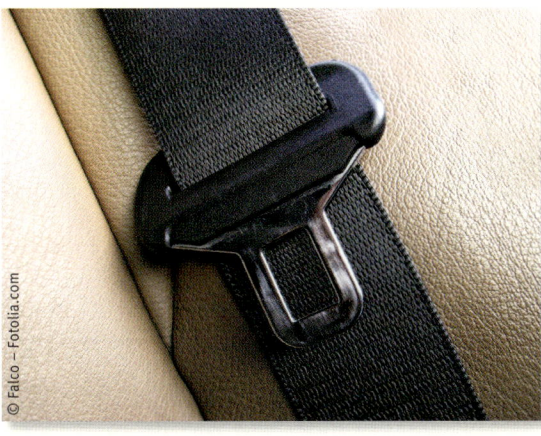

© Falco – Fotolia.com

Machen Sie häufig Pausen, um sich die Beine zu vertreten.

145. Tag

Blutdruck

Bei jeder Schwangerschaftsvorsorgeuntersuchung wird immer auch der Blutdruck der Schwangeren gemessen.

Normalerweise beginnt der Blutdruck während des 1. Trimenons zu sinken, erreicht im 2. Trimenon Tiefstwerte und steigt gegen Ende des 3. Trimenons wieder auf die Ausgangswerte an.

Der Blutdruck kann in der Schwangerschaft erheblich schwanken, daher ist es von entscheidender Bedeutung, wie er gemessen wird, damit man vergleichbare Werte erhält.

Messen Sie den Blutdruck
- nur in sitzender Position mit dem Arm auf Herzniveau,
- nach einer Ruhephase von mindestens fünf bis zehn Minuten vor der Messung,
- immer am selben Arm.

Frauen, die schon vor der Schwangerschaft einen relativ niedrigen Blutdruck hatten, können während des 2. Trimenons besonders deutlich spüren, dass jetzt der Blutdruck sinkt. Müdigkeit, Antriebsschwäche, Schwindel, Leistungsabfall und Reizbarkeit sind typische Beschwerden.

146. Tag

Bluthochdruck

Bluthochdruck (Hypertonie) zählt zu den häufigsten Komplikationen während der Schwangerschaft. Etwa zehn Prozent aller Schwangeren sind davon betroffen. Bluthochdruck geht mit einem hohen Krankheitsrisiko und einer hohen Sterblichkeit für Mutter und Kind einher.

Als schwangerschaftsinduzierten Bluthochdruck (SIH) bezeichnet man einen Bluthochdruck, dessen unterer Wert (diastolischer RR) nach der 20. Schwangerschaftswoche mehr als 90 mmHg beträgt und der vor und nach der Geburt unauffällig ist.

Wird zusätzlich Eiweiß im Urin ausgeschieden (mehr als 0,5 g/l), spricht man von einer Präeklampsie oder (EPH-) Gestose (siehe Seite 206).

Man unterscheidet zwischen SIH und einem schon vor der Schwangerschaft bestehenden chronischen Bluthochdruck, der mit Hilfe des behandelnden Arztes möglichst frühzeitig ggf. medikamentös eingestellt werden sollte.

Eine chronische Hypertonie hat in der Regel, wenn sie denn gut eingestellt ist, keine schwerwiegenden Konsequenzen für die Schwangerschaft. Ein schwangerschaftsinduzierter Bluthochdruck muss engmaschig kontrolliert und ggf. auch therapiert werden. Um Gefahr für Mutter und Kind abzuwenden, wird man die Schwangerschaft im Extremfall frühzeitig mit Kaiserschnitt beenden.

147. Tag

Niedriger Blutdruck

Niedriger Blutdruck mag zwar unangenehm und lästig sein, ist aber meist kein ernstes gesundheitliches Problem. Sie können einiges selbst tun, um den Kreislauf anzuregen:

- Warm-kalte Wechselduschen nach dem Aufstehen bringen meist den Kreislauf auf Trab.
- Spaziergänge an der frischen Luft erhöhen die Sauerstoffzufuhr.
- Ausdauersportarten wie Laufen, Schwimmen, Walking und Radfahren sind bei niedrigem Blutdruck oft hilfreich.
- Trinken Sie am Nachmittag eine schöne Tasse Kaffee, das macht wieder wach.
- Trinken Sie tagsüber reichlich – Wasser, Saftschorlen oder Kräutertees können und sollten Sie in größeren Mengen (am besten ein bis zwei Liter pro Tag) trinken.

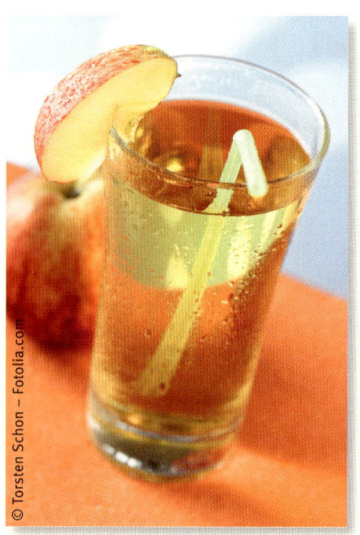

© Torsten Schon – Fotolia.com

Wenn Sie sich jetzt häufiger, u. a. auch wegen des niedrigen Blutdrucks, müde und schlapp fühlen und Sie den Eindruck haben, ein Nickerchen zu brauchen, sollten Sie es sich auch gönnen. Manchmal hilft schon ein kurzes Schläfchen auf dem Sofa, wieder wach zu werden und sich wieder frisch zu fühlen.

Reichlich trinken beugt nicht nur niedrigem Blutdruck vor.

148. Tag

Der Fötus nach 19 Wochen

Um diese Zeit stellt sich beim Fötus ein Schlaf-Wach-Rhythmus ein. Aktivität und Ruhephasen wechseln sich ab.

Das Gehör ist jetzt vollständig ausgebildet. Ungefähr ab jetzt reagiert das Baby auf Geräusche und lernt, verschiedene Geräuschmuster voneinander zu unterscheiden.

Der Film der schützenden Käseschmiere (siehe Seite 137) auf der Haut nimmt zu.

Die Schädelknochenplatten, die das Gehirn des Fötus schützen, sind noch nicht miteinander verwachsen, sie können sich gegeneinander verschieben. Das ermöglicht nicht nur das weitere Wachstum des Gehirns, sondern erleichtert auch den späteren Weg durch den Geburtskanal. Erst im Alter von zwei Jahren wird die Fontanelle – eine kleine Lücke in der Schädeldecke – vollständig geschlossen.

Der Fötus wird immer kräftiger. Nun kann häufig auch der Partner die Tritte des Fötus von außen sehen.

So groß ist der Fötus	
AU	161 mm
FOD	67 mm
BIP	52 mm
KU	187 mm
Gewicht	399 g
Länge	19 cm

149. Tag

Yoga in der Schwangerschaft

Der Begriff Yoga kommt aus dem Sanskrit und bedeutet „Joch", was als Zusammenspannen von Körper und Seele interpretiert wird. In den alten yogischen Lehren, die auf einem esoterischen Buddhismus basieren, heißt es, dass die grundlegende Prägung des Unterbewusstseins eines Menschen zwischen dem 120. Tag nach seiner Empfängnis bis zum Durchtrennen der Nabelschnur stattfindet. Yogis gehen davon aus, dass die Grundmuster von Selbstwert, Vertrauen und Sicherheit, von Angst und Unsicherheit schon in dieser vorgeburtlichen Phase beim Kind angelegt werden.

Daher legt die yogische Lehre einen großen Wert darauf, wie die Mutter die Schwangerschaft und Geburt erlebt. Denn welche Gefühle und Gedanken sie in dieser Zeit bewegen und wie sie den Herausforderungen des Alltags begegnet, hat einen großen Einfluss auf die Psyche des sich entwickelnden Kindes.

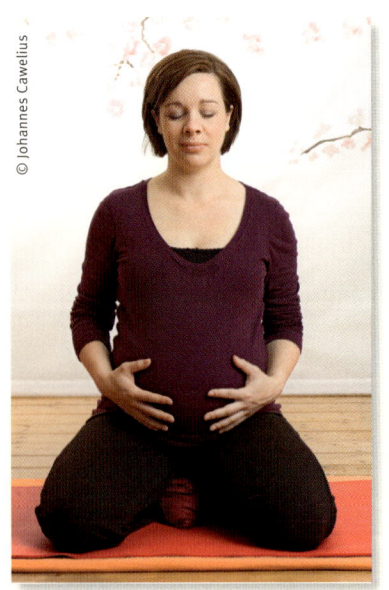

© Johannes Cawelius

Es gibt eine besondere Form des Yoga, die sich an Schwangere richtet und Frauen und ihre Partner darin unterstützt, die Phasen der Schwangerschaft, Geburt und ersten Familienbildung so bewusst und gleichzeitig so entspannt wie möglich zu erleben.

Ziel ist es, die Frauen darin zu unterstützen, Vertrauen in sich selbst und in die Geburt als natürlichen, schöpferischen Akt zu gewinnen.

Beim Schwangerenyoga werden Techniken zu Entwicklung von Durchhaltevermögen vermittelt.

150. Tag

Yogaübungen

Eine typische Yogastunde zur Schwangerschaftsbegleitung und Geburtsvorbereitung beginnt üblicherweise mit einer Phase der Entspannung und Lockerung, gefolgt von Körper- und mentalen Übungen.

Die Lockerungs- und Kräftigungsübungen vermindern Rückenschmerzen, stärken die Muskeln des Beckenbodens und steigern die Dehnungsfähigkeit in diesem Bereich.

Die Durchblutung der Beine wird angeregt, was Krampfadern in der Schwangerschaft entgegengewirkt. Gezielte Yoga-Atemübungen dienen der Vorbereitung auf die Geburt.

Frauen, die Yoga bereits vor der Schwangerschaft gemacht haben, können das ruhig weiterhin tun, solange sie sich mit den Übungen wohl fühlen. Es ist aber nie zu spät, auch in der Schwangerschaft mit Yoga anzufangen. Achten Sie darauf, dass der Yoga-Trainer besonders viel Erfahrung mit Schwangeren hat und seine Übungen entsprechend auswählt.

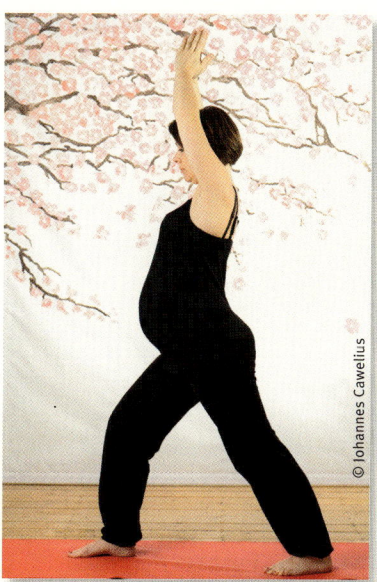

© Johannes Cawelius

Viele Krankenkassen übernehmen auch im Rahmen der Schwangerschaftsvorsorge zumindest einen Teil der Gebühren für einen entsprechenden Yogakurs für Schwangere.

Fragen Sie bei Ihrer Krankenkasse nach der Kostenübernahme des Yogakurses.

151. Tag

Messung des pH-Wertes

Viele Frühgeburten werden durch aus der Scheide aufsteigende Infektionen verursacht, die sich bis in die Gebärmutter ausbreiten können. Eine Infektion kann zu vorzeitigen Wehen, zu einem vorzeitigen Blasensprung, schließlich zur Frühgeburt und auch zu Infektionen des ungeborenen Kindes führen.

In der Scheide besteht normalerweise ein mikrobielles Gleichgewicht mit einem pH-Wert zwischen 4,0 und 4,4 im Scheideneingangsbereich. Wenn man frühzeitig einen verringerten Säuregehalt (als Anstieg des pH-Wertes) feststellt, können Störungen im vaginalen Milieu im Anfangsstadium behandelt werden.

Im Rahmen der Selbstvorsorge können Frauen einfach und ungefährlich selbst eine Messung des pH-Wertes vornehmen. Dazu führt man einen Testhandschuh mit einem Teststreifen in die Scheide ein, dessen Farbe sich entsprechend dem pH-Wert verändert. Wenn ein Vergleich mit der beiliegenden Farbskala direkt nach der Messung Abweichungen vom Normalwert anzeigt, sollte immer ein Arzt aufgesucht werden, der die Störung bzw. die Infektion gegebenenfalls sofort behandeln kann.

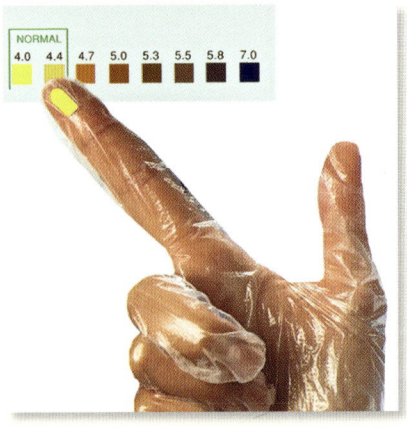

Diese Messhandschuhe gibt es in der Apotheke oder zum ermäßigten Preis im Rahmen der Selbstvorsorge-Aktion beim Saling-Institut. Genauere Informationen finden Sie im Internet: www.saling-institut.de

Die Messung des ph-Wertes kann einfach und ungefährlich selbst vorgenommen

152. Tag

Die besten Karnevalskostüme

Jetzt sind Sie schon ziemlich schwanger – was tun, wenn jetzt Karneval ist? Da die Schwangerschaft keine Krankheit ist, können Sie jetzt auch feiern und tanzen, so wie es Ihnen Freude macht.

Aber auf zwei Dinge sollten Sie jetzt unbedingt verzichten: auf Rauchen und Alkohol. Beides schadet Ihrem ungeborenen Kind (siehe Seite 20 und 30).

Nicht verzichten müssen Sie aber jetzt auf ein nettes Kostüm. Wenn Sie schon ordentliche Maße aufweisen und Ihren Bauch auch gern zeigen (häufig bleibt ja nichts anderes übrig), dann bieten sich die folgenden Verkleidungen an:

- Obelix,
- ein Wildecker Herzbube,
- Schneemann,
- Weihnachtsmann,
- Michelin-Männchen,
- Känguru,
- Kugelfisch,
- Bauchtänzerin (hier haben Sie dann wirklich mal was zu zeigen …).

153. Tag

Die Hebamme als Betreuerin rund um die Geburt

Eine Hebamme ist nicht nur eine Geburtshelferin. Sie betreut eine Frau auf Wunsch vor, während und auch nach der Schwangerschaft. Sie kann …

- die Schwangerschaft feststellen.
- den Mutterpass ausstellen und ihn führen.
- Bescheinigungen für Arbeitgeber ausstellen.
- Bescheinigungen für die Krankenkasse ausstellen.
- Elternkurse durchführen.
- die Lage und die Größe des Kindes ertasten.
- die kindlichen Herztöne abhören.
- den Blutdruck messen.
- Blut- und Urinuntersuchungen durchführen.
- weiterführende Diagnostik bei unklaren Befunden veranlassen.
- eigenverantwortliche Geburtshilfe leisten.
- die Dammnaht versorgen (nähen).

Eine Hebamme darf alle Vorsorgeuntersuchungen bis auf die Ultraschalluntersuchungen und die Laboruntersuchungen durchführen und leitet entsprechend dem Hebammengesetz (HebG) die regelrechte Geburt ab Wehenbeginn völlig selbständig ohne Arzt. Ihre Tätigkeit wird im Rahmen der Schwangerschaftsvorsorge, Geburt und Wochenbettnachsorge von den Krankenkassen übernommen. Es gibt freiberufliche Hebammen und solche, die in Kliniken angestellt sind.

Da es für den Begriff „Hebamme" keine maskuline Bezeichnung gibt, werden Männer mit einer der Hebamme entsprechenden Qualifikation in Deutschland „Entbindungspfleger" genannt, während die Österreicher auch zu den Männern mit dieser Berufsausbildung „Hebamme" sagen.

154. Tag

Die Hausbesuche der Hebamme

Die Unterstützung durch die Hebamme hört nicht mit der Geburt des Kindes auf. Die meisten freiberuflich tätigen Hebammen kommen auch nach der Entbindung zu Hausbesuchen und helfen Ihnen während der Zeit des Wochenbettes. Während des Wochenbettes kann die Hebamme …

- das Neugeborene untersuchen und pflegen.
- den Nabel des Neugeborenen pflegen.
- die Rückbildung bei der Mutter untersuchen.
- die Rückbildungsvorgänge überwachen.
- Rückbildungsgymnastik anleiten.
- beim Stillen und Stillproblemen beraten.

Um zu einer Hebamme zu gehen, benötigen Sie keine Überweisung. Die meisten Hebammen rechnen auch ohne Überweisung mit der Krankenkasse ab.

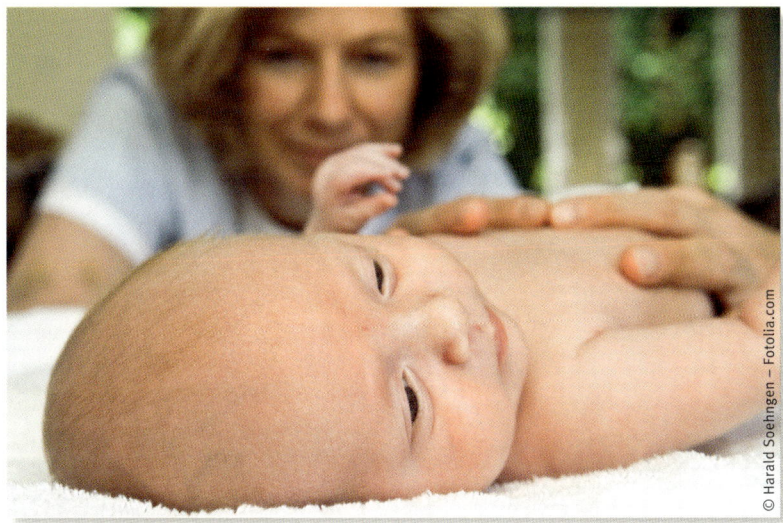

© Harald Soehngen – Fotolia.com

Die Hebamme ist eine wichtige Hilfe in den ersten Wochen nach der Geburt.

155. Tag

Der Fötus nach fünf Monaten

Nachdem das Gehör des Fötus schon funktioniert, beginnt sich nun der Gleichgewichtssinn zu entwickeln. Die Finger- und Fußnägel beginnen zu wachsen. Die ersten Anlagen der Zähne zeigen sich in Form von kleinen Zahnknospen unterhalb des Kiefers. Der Fötus kann jetzt schon Temperaturunterschiede, Druck und Schmerz wahrnehmen.

So groß ist der Fötus	
AU	172 mm
FOD	71 mm
BIP	56 mm
KU	198 mm
Gewicht	480 g
Länge	20 cm

Er ist noch sehr dünn und wird in den nächsten Wochen vor allen Dingen Fett ansetzen und an Gewicht zunehmen.

Bislang war die Leber des Fötus dafür zuständig, Blut zu produzieren. Nun übernimmt das Knochenmark diese Funktion. Die Körperproportionen der einzelnen Körperteile arrangieren sich nun langsam so, wie es bei der Geburt sein wird. Der Kopf ist zwar immer noch relativ groß, aber Rumpf, Arme und Beine holen jetzt im Wachstum auf.

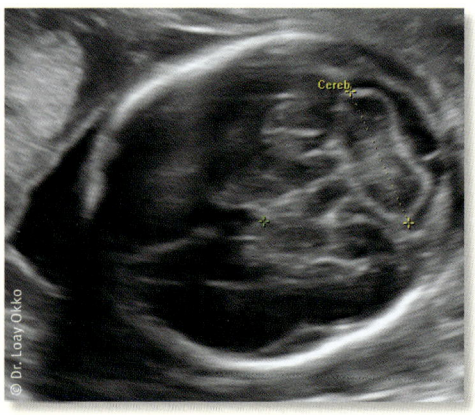

© Dr. Loay Okko

In diesem Entwicklungsstadium lassen sich erstmals Hirnströme beim Fötus messen. Bei den Ultraschalluntersuchungen wird jetzt auch das Kleinhirn vermessen, um ggf. Entwicklungsstörungen frühzeitig zu erkennen.

Das Kleinhirn wird vermessen.

156. Tag

Fahrradfahren

Radfahren ist nicht nur eine beliebte Sportart, sondern auch eine sehr gesunde Fortbewegungsart, die während der Schwangerschaft unproblematisch ist.

Beim Radfahren tragen Sie nicht das eigene Körpergewicht, Sie sind an der frischen Luft, die Bänder und Gelenke werden geschont und der Kreislauf wird ein wenig auf Trab gebracht.

Sie können, wenn Sie sich sicher fühlen, während der gesamten Schwangerschaft Rad fahren. Achten Sie darauf, dass die Sitzposition bequem ist – Rennräder, die eine fast waagerechte Oberkörperhaltung erfordern, sind jetzt für den Rücken deutlich anstrengender als die Sitzposition auf einem Hollandrad. Ein bequemer, breiter und gefederter Damensattel verteilt das Gewicht besser.

Wenn Ihnen holpriges Querfeldeinfahren jetzt unangenehm ist, radeln Sie auf befestigen Fahrradwegen.

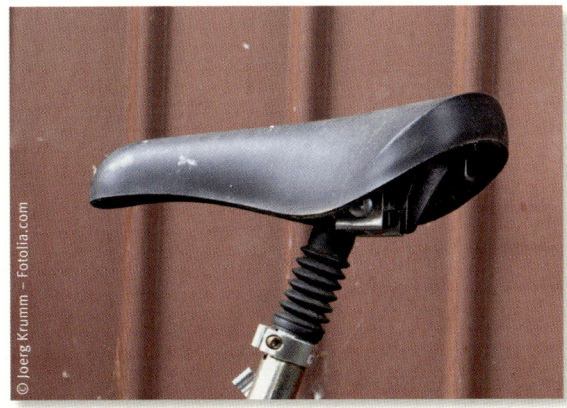

© Joerg Krumm – Fotolia.com

Ein bequemer Sattel verteilt das Gewicht besser.

157. Tag

Demografie

In Europa steigt das Durchschnittsalter der Erstgebärenden kontinuierlich an. 1975 lag es in Westdeutschland bei 24,8 Jahren, in Ostdeutschland waren die Mütter durchschnittlich um drei Jahre jünger. Das durchschnittliche Alter der Erstgebärenden dort lag 1975 bei 21,8 Jahren. Die ostdeutschen Frauen haben die westdeutschen aber schnell eingeholt. So war im Jahr 2000 das durchschnittliche Alter ostdeutscher Frauen bei der Geburt ihres ersten Kindes mit 28,4 Jahren kaum geringer als das westdeutscher Frauen, die bei der Geburt ihres ersten Kindes 29 Jahre zählten.

Geburtenrate

Mit etwa 1,34 Geburten pro Frau hatte Deutschland 2005 weltweit eine extrem niedrige Geburtenrate. Eine niedrigere Geburtenziffer als Deutschland weisen innerhalb der EU zur Zeit unter anderem Tschechien und Polen mit 1,23 sowie Griechenland mit 1,29 auf.
Deutschland befindet sich damit in einem globalen Trend: Je wohlhabender, freier und gebildeter eine Gesellschaft wird, desto weniger Kinder bekommt sie.

Ehelich oder nichtehelich

Während bis zum zweiten Weltkrieg nur etwa zehn Prozent der Kinder außerhalb der Ehe zur Welt kamen, waren es 1990 in Deutschland 15 Prozent. Bis 2006 hat sich dieser Anteil auf 30 Prozent verdoppelt. Im Vergleich zu den nichtehelichen Geburten im europäischen Ausland ist das immer noch wenig. 2005 wurden in Österreich 37 Prozent, in Großbritannien 43 Prozent, in Frankreich 48 Prozent, in Schweden 55 Prozent und in Island 66 Prozent aller Kinder in nichtehelichen Beziehungen geboren – Griechenland mit fünf Prozent, Italien und die Schweiz mit 14 Prozent liegen hier deutlich niedriger als Deutschland.

158. Tag

Kaffee und Koffein

Koffein ist eines der ältesten bekannten Stimulanzien, das die Konzentration steigern und Müdigkeitserscheinungen beseitigen kann. Koffein ist ein Bestandteil von Kaffee, Tee, Kakao und in kleinen Mengen auch in einigen Cola- und anderen Softgetränken nachweisbar.

In Tierversuchen wurde festgestellt, dass hohe Mengen an Koffein Fehlbildungen, Wachstumsretardierung, niedriges Geburtsgewicht und spontane Fehlgeburten zur Folge haben können.

Zur Zeit rät das Bundesministerium für Ernährung schwangeren Frauen, nicht mehr als 300 Milligramm Koffein am Tag zu sich zu nehmen. Dies entspricht drei bis sechs Tassen Kaffee, sechs Tassen Tee oder acht Dosen Cola pro Tag.

Eine aktuelle amerikanische Studie aus dem Jahr 2008 allerdings lässt vermuten, dass schon geringere Mengen an Koffein das Risiko einer Fehlgeburt erhöhen können.

Daher scheint es sinnvoll, wenn Sie den Koffeinkonsum zur Sicherheit zumindest in den ersten drei Monaten Ihrer Schwangerschaft, in denen der Fötus besonders anfällig für Störungen ist, deutlich einschränken.

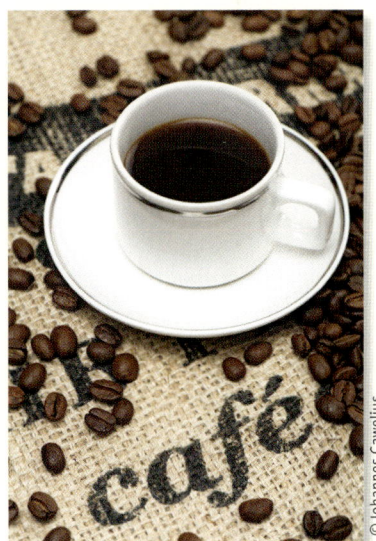

© Johannes Cawelius

Zu viel Koffein kann das Fehlgeburtenrisiko erhöhen.

159. Tag

Behinderte Nasenatmung

Etwa 20 bis 30 Prozent aller Schwangeren leiden unter einer behinderten Nasenatmung, ohne dass sich ein Hinweis auf eine echte Infektion zeigt. Diese sogenannte Schwangerschaftsrhinopathie scheint die Folge der hormonellen Umstellung und der schwangerschaftsbedingten Gefäßveränderungen zu sein.

Besonders Raucherinnen leiden unter dem Problem, das mehr als nur ärgerlich ist. Durch die Behinderung beim Atmen ist der Schlaf oftmals gestört, was zu Tagesmüdigkeit und Konzentrationsstörungen führen kann.

Die Betroffenen leiden auch häufiger unter Schnarchen und Schlafapnoe. Damit verknüpft ist ein erhöhtes Risiko für Bluthochdruck und für ein reduziertes Wachstum des Fötus. Sind eine allergische Reaktion oder akute Infektionen ausgeschlossen, kann man mit verschiedenen Tipps Erleichterung verschaffen:

- Hochstellen des Bettoberteils,
- häufige und ausreichende Flüssigkeitszufuhr,
- Raumluftbefeuchtung,
- Bewegung an der frischen Luft,
- physiologische Kochsalzlösung zum Sprühen, Eintropfen oder Spülen der Nase.

Abschwellende Nasensprays sollten allenfalls nur für kurze Zeit eingesetzt werden.

160. Tag

Sex in der Schwangerschaft

Sex während der Schwangerschaft schadet dem Fötus normalerweise nicht. Weder droht eine erhöhte Infektionsgefahr noch wird der Fötus beim Geschlechtsverkehr eingeengt oder gar verletzt.

Mit zunehmender Leibesfülle wird vielleicht die ein oder andere Stellung unmöglich oder unangenehm. Ob Seitenlage oder Löffelchen-Stellung, Ihrer Fantasie sollte hier keine Grenzen gesetzt sein. Alles ist erlaubt, was Spaß macht. Seien Sie beruhigt: Auch die lustvollen Kontraktionen des Orgasmus lösen keine vorzeitigen Wehen aus. Genießen Sie also noch die Zeit, wo niemand mit dem Teddybär im Arm in der offenen Schlafzimmertür steht und fragt „Was macht ihr da?".

Als altes Hausmittel galt Sex, wenn eine Frau zum Zeitpunkt des errechneten Entbindungstermins die Wehen einleiten wollte. Wissenschaftliche Untersuchungen haben allerdings ergeben, dass Sex auch kurz vor dem Geburtstermin keinen Einfluss auf die Wehen hat.

Vorsicht ist bei Risikoschwangerschaften geboten. Unter Umständen rät der Arzt Ihnen, auf Sex zu verzichten, zum Beispiel wenn eine Neigung zu Früh- und Fehlgeburten besteht oder vorzeitige Wehen einsetzen.

23. Woche

161. Tag

Sodbrennen

Magenbrennen, auch Sodbrennen genannt, macht sich als unangenehm brennender Schmerz unter dem Brustbein bemerkbar. Jede zweite bis dritte Schwangere leidet irgendwann während ihrer Schwangerschaft unter Sodbrennen. Häufig erschlafft der Schließmuskel am Mageneingang, sodass der saure Magensaft in die Speiseröhre zurück fließt und die Schleimhaut reizt. Mit zunehmender Größe des Fötus kann das Problem mit dem Sodbrennen zunehmen.

Tipps:

- Essen Sie lieber mehrere kleine Mahlzeiten statt einer oder zwei üppigen.
- Legen Sie sich zwischendurch entspannt mit erhöhtem Oberkörper zur Ruhe.
- Vermeiden Sie kohlensäure- und koffeinhaltige Getränke wie Kaffee und Tee.
- Gut gekaute Mandeln, Nüsse oder Karotten können das Sodbrennen beruhigen.
- Trinken Sie vor und nach den Mahlzeiten einige Schlucke lauwarmes Wasser.

Wenn die Hausmittel nicht helfen und Sie lieber ein wirksames Medikament wünschen, gehen Sie zum Arzt und besprechen mit ihm, was er empfehlen kann.

162. Tag

Der Fötus nach 21 Wochen

Die Haut des Fötus ist jetzt schon ein wenig mit Unterhautfettgewebe gepolstert und scheint nicht mehr durchsichtig. Sie hat eine rötliche Farbe angenommen und ist immer noch von dem feinen Flaum, den sogenannten Lanugo-Haaren, bedeckt (siehe Seite 106).

Die Reflexe des Fötus bilden sich weiter aus: Wenn er die Gebärmutterwand berührt, breitet er die Arme aus oder zieht die Beine an.

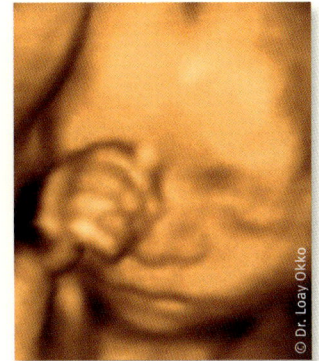

© Dr. Loay Okko

Der Fötus kann jetzt reflexbedingt die Beine und Arme anziehen.

Die Lungenbläschen sind zwar weitestgehend entwickelt, würden sich aber dennoch, wenn sie jetzt in Kontakt mit der Luft kämen, zusammenfalten und zusammenkleben.

Wird das Kind jetzt geboren, hat es zumindest eine geringe Chance zu überleben. Aufgrund der mangelnden Reife lebenswichtiger Organe ist bei einer so frühen Geburt jedoch noch mit massiven intensivmedizinischen Interventionen und einer hohen Komplikationsrate zu rechnen.

So groß ist der Fötus	
AU	183 mm
FOD	75 mm
BIP	59 mm
KU	210 mm
Gewicht	568 g
Länge	21 cm

163. Tag

Frühgeburt

Wird das Baby jetzt (und bis zur 37. Schwangerschaftswoche) geboren, spricht man von einer Frühgeburt. Etwa acht Prozent aller Schwangerschaften werden in Deutschland als Frühgeburten beendet.

Man unterscheidet die „extrem kleinen Frühgeborenen", die weniger als 1000 Gramm wiegen, und die „sehr kleinen Frühgeborenen", die weniger als 1500 Gramm wiegen.

Dank der heutigen medizinischen Möglichkeiten haben sich die Lebensprognosen auch für die extrem kleinen Kinder in den letzten Jahren erheblich verbessert.

Die 23. Schwangerschaftswoche gilt in Deutschland laut Empfehlung der Fachgesellschaften als die Grenze, nach der Frühgeborene mit medizinischer Hilfe und optimaler Versorgung meist lebensfähig sind.

Die Ursachen für eine Frühgeburt können sehr unterschiedlich sein. Fruchtwasserinfektionen, das HELLP-Syndrom (siehe Seite 207) oder Mehrlingsschwangerschaften, aber auch seelischer Stress, eine unzureichende Versorgung des Kindes durch die Plazenta, eine Muttermundsschwäche und nicht zuletzt das Rauchen der Mutter können Auslöser dafür sein, dass die Geburt vor dem errechneten Termin erfolgt.

Manchmal, aber nicht immer können die Ärzte eine drohende Frühgeburt medizinisch aufhalten, damit der Fötus sich möglichst lange zur Geburtsreife weiterentwickeln kann. Daher ist es sinnvoll, sich bei den ersten Anzeichen einer Frühgeburt (Wehen, Blutungen, Fruchtwasserabgang) sofort ins Krankenhaus zu begeben.

164. Tag

Stress vermeiden

Stress in der Schwangerschaft kann erhebliche Auswirkungen auf das Kind haben. Angst, Ärger, Stress und andere Gemütsregungen spürt das Ungeborene während der Schwangerschaft und reagiert mitunter sehr heftig darauf. Beschleunigt sich der Herzschlag der Mutter durch Stress in der Schwangerschaft, so kann sich auch der Herzschlag des Kindes verdoppeln.

Frauen, die während der Schwangerschaft unter extrem starkem Stress leiden, wenn sie zum Beispiel in Kriegsgebieten leben, geben diesen an ihr ungeborenes Kind weiter, das auf solche extreme Situationen entsprechend reagiert.

Nicht nur seine psychische Gesundheit ist belastet, auch die körperliche Entwicklung kann unter starkem Stress leiden. Im Extremfall kann Stress zu einer Minderversorgung des Kindes mit Sauerstoff und Nährstoffen führen und das Risiko einer Früh- oder Fehlgeburt erhöhen.

- Versuchen Sie gerade in der Schwangerschaft, besonders stressreiche Situationen zu umgehen oder sich immer wieder Ruhe- und Entspannungsmöglichkeiten zu schaffen.
- Vermeiden Sie planbaren Stress wie z. B. Umzüge während der Schwangerschaft.
- Vermeiden Sie eine Reizüberflutung.
- Extrem laute Musik kann den mütterlichen und den kindlichen Herzrhythmus aus dem Takt bringen.
- Nehmen Sie sich jeden Tag mindestens zehn Minuten Zeit, um sich zu entspannen.

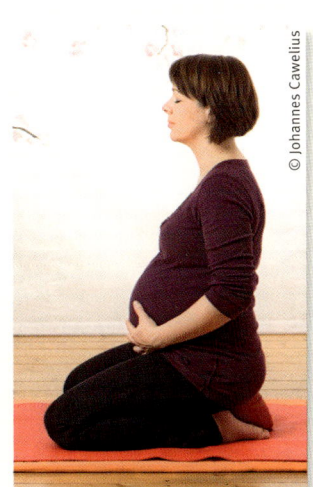

© Johannes Cawelius

Yoga ist ein gutes Mittel, um zu entspannen.

165. Tag

Stammzellen im Nabelschnurblut

Das Blut in der Nabelschnur enthält besondere Zellen: sogenannte junge Stammzellen. Als Stammzellen bezeichnet man Zellen, die keine oder nur eine geringe Differenzierung aufweisen und damit noch nicht auf ihre Funktion im späteren Organismus festgelegt sind.

Stammzellen lassen sich nach ihrer Leistungsfähigkeit in drei Arten unterscheiden: totipotente, pluripotente und multipotente Stammzellen (sie können sich also entweder zu allen anderen, zu den meisten anderen oder zu vielen anderen Zellen differenzieren). Im Nabelschnurblut von Neugeborenen sowie im Knochenmark von Erwachsenen befinden sich multipotente Stammzellen in sehr hoher Konzentration. Diese können bei einer Teilung wieder Stammzellen und spezialisierte Zellen hervorbringen.

Stammzellen werden heute schon vielfältig zu Therapien verschiedener Erkrankungen verwendet. Im Rahmen der regenerativen Medizin können sie bereits zum Wiederaufbau von Geweben genutzt und künftig wahrscheinlich auch zur Herstellung von komplexen Organen eingesetzt werden.

Stammzellen aus dem Nabelschnurblut kann kann man einfach und völlig unbedenklich gewinnen und durch Einfrieren haltbar machen.

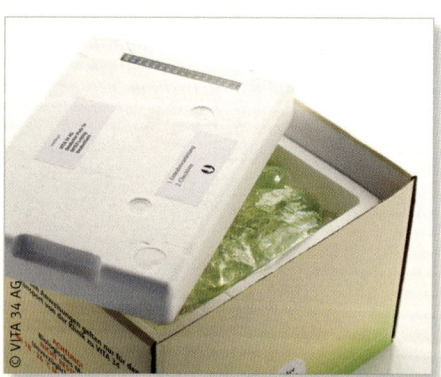

Sie können dann über Jahrzehnte aufbewahrt und bei Bedarf zur Therapie fürs eigene Kind oder für einen anderen Menschen genutzt werden.

Stammzellen können zur Herstellung von Geweben dienen.

166. Tag

Nabelschnurbluteinlagerung – privat oder öffentlich?

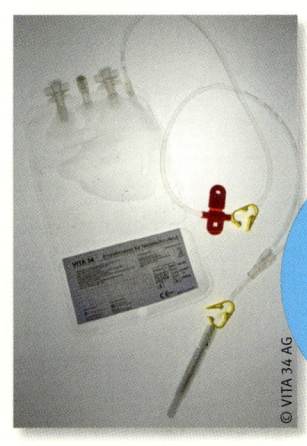

© VITA 34 AG

24. Woche

Es gibt die Möglichkeit, das Nabelschnurblut des eigenen Kindes bei privaten Nabelschnurbanken für eigene Zwecke einfrieren zu lassen. Man kann es aber auch an öffentliche Nabelschnurbanken spenden.

Im ersten Fall bleiben die Stammzellen für eine mögliche spätere Therapie im Besitz des Kindes. Im anderen Fall werden die Stamm-

Bei privater Einlagerung von Nabelschnurblut tragen die Eltern die Kosten.

zellen in ein öffentliches Register aufgenommen und stehen jedem zur Verfügung, der sie aus gesundheitlichen Gründen dringend benötigt und für den sie passend sind.

Wollen Sie für eigene Zwecke das Nabelschnurblut Ihres Kindes aufbewahren lassen, so müssen Sie sich rechtzeitig mit einer privaten Nabelschnurbank in Verbindung setzen. Sie erhalten von dort dann alle weiteren Informationen.

Informationen im Internet unter: www.nabelschnurblut.de oder bei www.vita34.de

	Einlagerung bei einer privaten Nabelschnurbank	Einlagerung bei einer öffentlichen Nabelschnurbank
Wem gehört das Nabelschnurblut?	Dem Kind	Der Bank
Wem kommen die Stammzellen zugute?	Nur dem Kind selbst oder ggf. einem Verwandten	Nur einem unverwandten Menschen
Wo ist die Entnahme möglich?	In 95 % aller Geburtskliniken	In ca. 10 % aller Geburtskliniken
Wer trägt die Kosten?	Die Eltern (ca. 2.000 € für 20 Jahre)	Finanzierung durch Abgabegebühren und Spenden

167. Tag

Vaterschaftstest

Um herauszufinden, ob ein bestimmter Mann der Vater eines Kindes ist, kann man genetisches Material des Kindes und des Mannes miteinander vergleichen. Ein sogenannter Vaterschaftstest kann schon vor, aber viel einfacher nach der Geburt durchgeführt werden.

Wenn ein pränataler Vaterschaftstest durchgeführt werden soll, kann Zellmaterial des Fötus durch eine Chorionzottenbiopsie (siehe Seite 90) oder eine Fruchtwasserentnahme (siehe Seite 110) gewonnen werden. Der pränatale Vaterschaftstest ist allerdings mit einem erhöhten Fehlgeburtsrisiko verbunden und sollte nur im Notfall und nach einer ausführlichen humangenetischen Beratung durchgeführt werden.

Für einen Vaterschaftstest, der nach der Geburt durchgeführt wird, benötigt man genetische Proben des Kindes und des Mannes. Eine Mundspeichelprobe, Zahnbürsten, Schnuller, benutzte Taschentücher, Haarbürsten oder ähnliches sind geeignet, um die notwendigen Körperzellen für eine Untersuchung zu gewinnen.

Durch die Untersuchung der DNS erhält man den sogenannten „genetischen Fingerabdruck", der bei jedem Menschen unterschiedlich ist. Vergleicht man diese genetischen Fingerabdrücke von Vater, Mutter und Kind, so findet man bei einem bestehenden Verwandtschaftsverhältnis des Kindes mit dem Vater die Hälfte der väterlichen DNS sowie die andere Hälfte der mütterlichen DNS. So lässt sich an Gewissheit grenzender Wahrscheinlichkeit feststellen, ob ein Verwandtschaftsverhältnis zwischen dem Vater und dem Kind besteht.

Derartige Vaterschaftstest dürfen heute in Deutschland nur mit dem Einverständnis der Mutter und des (möglichen) Vaters durchgeführt werden.

168. Tag

Gebären im Schlaf

James Young Simpsons Dinnerpartys waren Mitte des 19. Jahrhunderts in Edinburgh bekannt und sehr beliebt. Der vielseitig gebildete Arzt unterhielt seine Gäste gern durch naturwissenschaftliche Kabinettstückchen. Es wird berichtet, dass Young eines Abends seine Gäste mit Chloroform überraschte, einer Substanz, die sein deutscher Kollege Justus Liebig 16 Jahre zuvor erstmals hergestellt hatte. Immer wieder machte das kleine Fläschchen mit dem stark riechenden Chloroform die Runde, und jeder, der daran roch, sank zur Überraschung aller anderen für kurze Zeit schlafend auf dem Teppich nieder.

Irgendwann kam Simpson die Idee, die lustige Partydroge auch für seine Arbeit einzusetzen. Er testete es daraufhin in seinem Kreißsaal als Narkosemittel, und nicht nur er, sondern auch seine Patientinnen waren begeistert. Doktor Simpson konstruierte daraufhin ein mit Stoff bespanntes Drahtgestell und stülpte dies 1847 erstmals einer werdenden Mutter über Mund und Nase, beträufelte es mit Chloroform und entband daraufhin die völlig narkotisierte Frau schmerzfrei von einem gesunden Kind.

Zwar wetterte die anglikanische Kirche gegen die vermeintliche Missachtung des göttlichen Willens, Kinder unter Schmerzen zu gebären, viele Frauen aber (und auch die Geburtshelfer) waren begeistert.

Als 1853 Queen Victoria bei der Geburt ihres achten Kindes erfolgreich mit Chloroform anästhesiert wurde, war die schmerzfreie Geburt mit Chloroform hoffähig geworden und verbreitete sich schnell.

169. Tag

Der Fötus nach 22 Wochen

Nun, da Sie etwa zwei Drittel der Schwangerschaft hinter sich haben, beginnt das dritte Trimenon.

Die Organe des Fötus sind jetzt im Großen und Ganzen entwickelt. Das Gehirn wächst stetig.

Innen- und Mittelohr sind nun vollständig ausgebildet. Der Fötus kann außer dem Herzschlag der Mutter und deren Atem- und Darmgeräuschen auch Außengeräusche ab 90 Dezibel (lauter Verkehrslärm oder Bohrmaschine) hören.

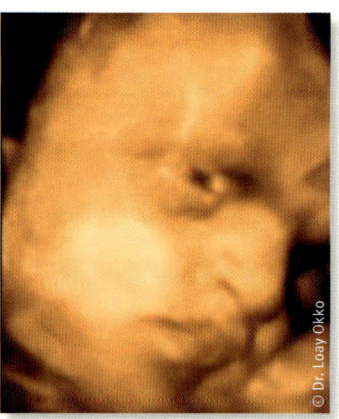

© Dr. Loay Okko

Der Fötus hat jetzt knapp die Hälfte seiner Geburtsgröße erreicht.

Seine Verdauung funktioniert, nur die Lunge braucht noch ihre Zeit. Sie hat für das Leben im Mutterleib keinerlei Funktion und bildet sich deshalb erst gegen Ende der Schwangerschaft vollständig aus. Die Bildung der Geschlechtsorgane ist abgeschlossen.

Der Fötus wächst nun langsamer, nimmt aber weiterhin deutlich an Gewicht zu und lagert weiterhin Unterhautfettgewebe ein.

So groß ist der Fötus	
AU	195 mm
FOD	79 mm
BIP	62 mm
KU	222 mm
Gewicht	670 g
Länge	22 cm

Zum Ende der 24. Schwangerschaftswoche erreicht die Gebärmutter etwa Nabelhöhe.

170. Tag

HIV-Infektion

Humane **I**mmunodefizienz-**V**iren (HIV) sind die Verursacher der Krankheit Aids. In Deutschland werden jedes Jahr etwa 250 HIV-infizierte Frauen schwanger. Eine infizierte Schwangere kann ihr Kind während der Schwangerschaft, bei oder nach der Geburt anstecken. Zwischen 16 und 25 Prozent der Kinder von HIV-infizierten Müttern stecken sich an der Infektion der Mutter an. Etwa ein Drittel infizieren sich während der Schwangerschaft, die Hälfte bis zwei Drittel während der Geburt, und ein kleiner Anteil infiziert sich beim Stillen.

Im Rahmen der Schwangerschaftsvorsorgeuntersuchung wird den Schwangeren routinemäßig ein HIV-Test angeboten. Das ist auch sinnvoll, denn sobald eine Infektion der werdenden Mutter bekannt ist, wird man versuchen, eine Ansteckung des Kindes möglichst zu verhindern bzw. es so schnell und so gut wie möglich nach der Geburt zu behandeln.

Ein Kaiserschnitt kann das Ansteckungsrisiko verringern. In den Industrienationen empfiehlt man heute HIV-positiven Müttern, auf das Stillen zu verzichten.

Falls ein Kind sich aber infiziert hat, stehen für die Behandlung nach der Geburt verschiedene Medikamente zur Verfügung, die frühzeitig gegeben werden sollten.

Je früher also eine schwangere Frau erfährt bzw. dem Arzt mitteilt, dass sie HIV-positiv ist, umso besser kann das Baby vor einer Ansteckung oder Infektion geschützt werden.

171. Tag

Rückenschmerzen

Die während der Schwangerschaft produzierten Hormone lockern die Gelenkverbindungen im Körper auf. Das ist auch gut so, weil so die Geburtswege geweitet werden. Allerdings kann sich dies auch belastend auf die Wirbelsäule auswirken. Durch das zunehmende und ungleich verteilte Gewicht verändert sich die Körperhaltung vieler Frauen statisch ungünstig. Das kann zu bisweilen heftigen Rückenschmerzen führen. Die Rückenprobleme beginnen meist zwischen dem fünften und siebten Schwangerschaftsmonat. Einige Verhaltenstipps können die Rückenschmerzen verbessern:

- Gezielte Gymnastik, besonders Aquagymnastik und Schwimmen stärken das tragende Bindegewebe und die Rückenmuskulatur.
- Physiotherapie wie Massagen und warme (nicht heiße) Packungen entspannen den Rücken.
- Bequeme und eher flache Schuhe fördern die gute Körperhaltung und entlasten den Rücken.
- Regelmäßige Pausen, bei denen Sie die Füße hochgelegen können, entspannen den angestrengten Rücken.
- Verzichten Sie darauf, schwere Dinge zu tragen.
- Bücken Sie sich richtig. Gehen Sie beim Bücken in die Knie.
- Bei starken Rückenschmerzen ist ein Arztbesuch anzuraten, unter Umständen ist Bettruhe angesagt.

172. Tag

Krampfadern

Während der Schwangerschaft erhöht sich das Blutvolumen und die Blutgefäße sind weit gestellt. Diese Veränderungen, aber auch eine erbliche Bindegewebsschwäche kann die Bildung von Krampfadern begünstigen. Viele Schwangere leiden schon sehr früh in der Schwangerschaft unter geschwollenen Venen unmittelbar unter der Haut, die meistens an den Beinen, aber auch am After oder in der Vulva auftreten können. Häufig bilden sich die Krampfadern, die während der Schwangerschaft entstanden sind, nach der Entbindung wieder zurück. Mangelnde Bewegung kann die Entstehung von Krampfadern fördern. Hier ein paar Tipps:

- Vermeiden Sie langes Stehen, wenn Sie Krampfadern an den Beinen haben.
- Radfahren, Gymnastik, Gehen und Schwimmen wirken Venenproblemen entgegen.
- Legen Sie die Beine mehrmals täglich hoch und schlafen nachts mit hoch gelagerten Beinen.
- Sitzen Sie nicht mit übergeschlagenen Beinen.
- Machen Sie folgende Übung ein paar Mal hintereinander, um die Durchblutung zu fördern: Setzen Sie sich gerade auf einen Stuhl. Nehmen Sie ein Taschentuch, legen es auf den Boden und ziehen und knuddeln es barfuß mit den Zehen unter der Fußsohle zusammen, ohne die Ferse hierbei anzuheben.
- Gekühlter Rosskastanienextrakt als Gel oder Salbe wie auch gekühlte Quarkumschläge sind häufig hilfreich.

Bei ausgeprägten Krampfadern kann der Arzt Ihnen Kompressionsstrümpfe verordnen. Einen operativen Eingriff wird man in der Schwangerschaft eher vermeiden wollen.

173. Tag

Beckenboden

Während der Schwangerschaft und bei der Geburt wird der Beckenboden stark belastet. Kaum eine Frau macht sich Gedanken darüber, was und wo ihr Beckenboden ist und wie wichtig und wozu er gut ist.

Der Beckenboden besteht aus drei Schichten Muskulatur, die den Bauchraum nach unten abgrenzen, die Organe im Unterbauch an ihrem Platz halten und die Blase und den Darm kontrollieren. Die Beckenbodenmuskulatur dient u. a. der Unterstützung des Harnröhrenschließmuskels und hilft die Scheide zu verschließen.

Die Schwangerschaft ist ein Härtetest für den Beckenboden. Durch den erhöhten Druck des Kindes auf den Beckenboden und während der Geburt dehnen sich die dortigen Muskeln extrem. Daher ist es wichtig, die Muskeln schon früh, am besten auch schon vor der Schwangerschaft und dann während der Rückbildungsphase zu trainieren, damit sie bald wieder zu ihrer guten Spannung zurückfinden.

Eine schwache Beckenbodenmuskulatur kann im Extremfall eine Blasenschwäche und eine Gebärmuttersenkung zur Folge haben, und es kann in der fortgeschrittenen Schwangerschaft auch häufiger zu unwillkürlichem Harnabgang kommen.

174. Tag

Beckenbodentraining

Im Zusammenhang mit den Problemen, die eine schwache Beckenbodenmuskulatur mit sich bringen kann, werden häufig besondere gymnastische Übungen empfohlen, meist auch die sogenannten Kegel-Übungen.

Der amerikanische Gynäkologe Arnold Kegel entwickelte zu Beginn des 20. Jahrhunderts eine Folge von Übungen, um Frauen zu helfen, die an Harninkontinenz litten, dem unwillkürlichen Urinieren z. B. beim Husten, beim Niesen oder auch beim Orgasmus. Das Problem der Inkontinenz tritt auch häufiger im Zusammenhang mit einer Schwangerschaft auf.

Das Ziel dieser sogenannten Kegel-Übungen ist es, den Beckenboden (den pubococcygealen Muskel, PC), der im zusammengezogenen Zustand den Urinfluss aufhält, zu stärken. Und so funktioniert es:

- Wenn Sie eigentlich auf die Toilette gehen wollen, halten Sie Ihren Urin einige Male zurück, um sich mit diesem Muskel vertraut zu machen.
- Ziehen Sie den PC-Muskel drei Sekunden lang zusammen, entspannen ihn drei Sekunden lang wieder und wiederholen Sie die Übung fünfmal.
- Stellen Sie sich vor, dass Ihre Vagina ein Aufzug ist und dass sich der Fahrstuhl an der vaginalen Öffnung befindet. Es kommt weniger darauf an, die Muskeln zusammenzuziehen, als sie vielmehr so anzuspannen, als ob Sie den Fahrstuhl langsam den vaginalen Kanal hochzögen, wobei Sie an der Vaginal-Öffnung beginnen und am Uterus enden. Wiederholen Sie diese Übung mehrfach am Tag.

25. Woche

175. Tag

Schlafprobleme in der Schwangerschaft

Einigen Frauen raubt nicht erst das Baby den letzten Schlaf, sie haben auch schon während der Schwangerschaft Probleme damit, gut zu schlafen.

Möglicherweise sind Sie tagsüber müde und erschöpft, finden aber des Nachts nicht die richtige Schlafposition und Ruhe, um sich gut zu entspannen. Es kann sein, dass der dicke Bauch auf die Blase drückt und Sie mehrmals pro Nacht auf die Toilette zwingt, dass Sie nicht mehr wie gewohnt auf dem Bauch schlafen können und dass der Rücken schmerzt.

Ein Spaziergang an der frischen Luft vor dem Zubettgehen, ein entspannendes warmes Bad oder ein leckerer Kräutertee helfen häufig schon.

Um sich bequem hinlegen zu können, sind einige größere feste Kissen hilfreich. Versuchen Sie mit deren Hilfe im Bett eine bequeme Schlafposition zu finden. Solche Kissen können Ihnen später auch beim Stillen sehr nützlich sein.

Und wenn sich die Entspannung und der Schlaf so gar nicht einstellen wollen, fragen Sie Ihren Arzt oder die Hebamme, ob sie gegebenenfalls eine entspannende Akupunktur durchführen können.

176. Tag

Der Fötus nach 23 Wochen

Jetzt wiegen die meisten Föten schon deutlich über 500 Gramm und haben eine kritische Marke überschritten. Wenn das Baby nun geboren wird, hat es mit medizinischer Intensivpflege eine recht gute Chance zu überleben.

Der Fötus öffnet die Augen, kann sehen, Formen und Farben unterscheiden und auf starke Lichtreize reagieren. Die Nervenbahnen seiner Augen sind jetzt mit der Großhirnrinde verbunden.

Die meisten Babys, die in unseren Breiten geboren werden, haben blau-graue Augen. Erst nach der Geburt lagern sich die Pigmente, die später die individuelle Augenfarbe definieren, in der Regenbogenhaut des Auges ein. Afrikanische und asiatische Babys hingegen haben meist bei der Geburt dunkelgraue oder hellbraune Augen.

Wenn es jetzt in Ihrem Bauch rhythmisch zuckt, müssen Sie sich keine Sorgen machen. Es kann sein, dass der Fötus Schluckauf hat. Übrigens verliert sich der Reflex, der das Einatmen des Fruchtwassers verhindert, zunehmend, wenn auch nicht ganz. Der Schluckauf wird mit zunehmendem Alter immer seltener.

So groß ist der Fötus	
AU	207 mm
FOD	83 mm
BIP	66 mm
KU	234 mm
Gewicht	785 g
Länge	28 cm

177. Tag

Schwangerschaftsdiabetes

Meist wird zwischen der 24. und der 27. Schwangerschaftswoche allen Schwangeren ein sogenannter Zuckerbelastungstest (oraler Glukosetoleranztest) empfohlen, der herausfinden soll, ob bei ihnen ein Schwangerschafts- oder Gestationsdiabetes vorliegt. Dabei handelt es sich um eine Stoffwechselstörung, die erstmalig während der Schwangerschaft auftritt bzw. erkannt wird. Etwa jede zehnte Schwangere entwickelt diese besondere Form des Diabetes, die meist ohne Symptome für sie selbst einhergeht, aber für das Baby ernste Folgen haben kann.

Der Fötus reagiert auf die hohen Blutzuckerwerte der Mutter mit einer erhöhten Insulinproduktion und baut den Zucker als Fett in den eigenen Körper ein. Dadurch wird er dicker und größer, als es für sein Alter normal und gesund ist. Das durchschnittliche erhöhte Gewicht ist ein ernst zu nehmender Risikofaktor für eine Frühgeburt.

Außerdem ist die Geburt eines großen Kindes schwieriger als die eines normalgewichtigen Kindes. Kinder von Frauen mit einem Schwangerschaftsdiabetes haben zudem ein erhöhtes Risiko, mit sehr hohem Blutfarbstoff auf die Welt zu kommen, wodurch sich das Risiko einer Gelbsucht (Ikterus) erhöht.

Ursache eines Gestationsdiabetes kann eine falsche Ernährung oder eine hormonelle Fehlsteuerung sein. Übergewichtige und Schwangere über 30 Jahre sowie Frauen, die in einer früheren Schwangerschaft Diabetes hatten, erkranken häufiger an Schwangerschaftsdiabetes und gehören zu der Risikogruppe von Schwangeren, die sich in jedem Fall untersuchen lassen sollten.

178. Tag

Diagnose und Behandlung des Schwangerschaftsdiabetes

Ein Schwangerschaftsdiabetes ist gut behandelbar, vorausgesetzt er wird diagnostiziert. Durch eine sinnvolle Behandlung lassen sich die damit verbundenen Risiken senken.

Zwar sehen die Mutterschaftsrichtlinien im Rahmen der Vorsorge- untersuchungen Urinkontrollen auf Diabetes vor, aber der üblicher- weise durchgeführte Test, die Zuckerausscheidung mit Hilfe eines Teststreifens im Urin zu messen, ist kein zuverlässiger Parameter zur Diagnosestellung.

Sicherer ist der sogenannte Screeningtest, bei dem die Schwangere eine Zuckerlösung trinkt und nach einer Stunde der Blutzucker bestimmt wird. Ist dieser Wert erhöht, sollte ein oraler Glukosetole- ranztest (oGTT) durchgeführt werden.

Der oGTT, auch Zuckerbelastungstest genannt, beginnt, wenn die Schwangere nüchtern ist. Dann wird das erste Mal Blut abgenommen. Nach der Einnahme einer zuckerhaltigen Flüssigkeit wird nach einer Stunde ein zweites Mal und dann noch einmal nach zwei Stunden ein drittes Mal Blut abgenommen und untersucht.

Die Krankenkassen übernehmen die Kosten des Zuckerbelastungstests nur, wenn ein besonderes Risiko besteht oder ein begründeter Ver- dacht auf Schwangerschaftsdiabetes vorliegt.

In 85 Prozent aller Fälle genügt zur Therapie bereits eine vollwertige, gesunde Ernährung, in 15 Prozent der Fälle muss zusätzlich Insulin gegeben werden. Auf jeden Fall wird dann der Arzt die Blutzucker- werte und die kindliche Entwicklung der Schwangerschaft engma- schiger überprüfen.

179. Tag

Elterngeld

Der Staat möchte jungen Familien einen finanziellen Anreiz bieten, Kinder in die Welt zu setzen. Im ersten Lebensjahr des Kindes erhält der betreuende Elternteil das sogenannte Elterngeld. Es ersetzt das bisherige Erziehungsgeld und fängt einen Einkommenswegfall nach der Geburt des Kindes auf.

Das Elterngeld orientiert sich am Nettoeinkommen des betreuenden Elternteils. Es beträgt 67 Prozent des durchschnittlichen vor der Geburt monatlich verfügbaren laufenden Nettoerwerbseinkommens. Es beträgt höchstens 1800 Euro und mindestens 300 Euro.

Nicht erwerbstätige Elternteile erhalten den Mindestbetrag zusätzlich zum bisherigen Familieneinkommen. Das Elterngeld wird an Vater oder Mutter gezahlt; beide können den Zeitraum frei untereinander aufteilen. Ein Elternteil kann dabei höchstens zwölf Monate für sich in Anspruch nehmen. Wenn beide Eltern auf ihren Job verzichten, wird das Elterngeld anstatt für 12 Monate für 14 Monate ausgezahlt.

Alleinerziehende, die das Elterngeld zum Ausgleich wegfallenden Erwerbseinkommens beziehen, können aufgrund des fehlenden Partners auch allein die vollen 14 Monate Elterngeld in Anspruch nehmen. Bei Mehrlingen erhöht sich das Elterngeld für das zweite und jedes weitere Kind jeweils um 300 Euro.

Das Elterngeld muss nach der Entbindung schriftlich bei den zuständigen Elterngeldstellen der Bundesländer beantragt werden.

Eine ausführliche Broschüre gibt es beim Bundesministerium für Familie, Senioren, Frauen und Jugend (www.bmfsfj.de).

180. Tag

Elternzeit

Arbeitnehmerinnen und Arbeitnehmer, die ihr Kind selbst betreuen und erziehen, haben einen Rechtsanspruch auf eine maximal dreijährige unbezahlte Freistellung von der Arbeit, auf die sogenannte Elternzeit. Nach Ablauf der Elternzeit haben die Eltern einen Anspruch, auf ihren alten oder einen gleichwertigen Arbeitsplatz zurückzukehren.

Erwerbstätige Eltern können frei entscheiden, wer von ihnen Elternzeit nimmt. Sie können auch gleichzeitig Elternzeit nehmen. Wer Elternzeit nimmt, darf auch in Teilzeit bis zu 30 Wochenstunden arbeiten.

Normalerweise endet die Elternzeit spätestens, wenn das Kind drei Jahre alt ist. Mit Zustimmung des Arbeitgebers allerdings können Sie bis zu zwölf Monate der Elternzeit auf die Zeit zwischen dem dritten und dem achten Geburtstag des Kindes übertragen.

Die Elternzeit muss spätestens sieben Wochen vor dem Beginn beim Arbeitgeber schriftlich angemeldet werden, wenn sie direkt an die Mutterschutzfrist anschließt. Mit der Anmeldung der Elternzeit muss man sich verbindlich festlegen, für welche Zeiträume innerhalb von zwei Jahren die Elternzeit genommen werden soll.

Während der Elternzeit besteht Kündigungsschutz.

181. Tag

Mutterschaftsgeld

Frauen, die bei Eintritt der Schwangerschaft in einer gesetzlichen Krankenversicherung versichert und versicherungspflichtig beschäftigt sind, erhalten von ihrer Krankenversicherung während der Mutterschutzfristen (siehe Seite 246) das sogenannte Mutterschaftsgeld.

Mit der Bescheinigung des Arztes oder der Hebamme über den voraussichtlichen Geburtstermin wird der Antrag auf Mutterschaftsgeld bei der Krankenkasse gestellt.

Die Höhe des Mutterschaftsgeldes richtet sich nach dem durchschnittlichen Arbeitsentgelt der letzten drei Monate und beträgt maximal 13 Euro pro Kalendertag. Die Differenz zum zuvor bezogenen Einkommen wird vom Arbeitgeber gezahlt.

Geringfügig Beschäftigte, Frauen, die nicht selbst Mitglied einer gesetzlichen Krankenkasse, sondern familien- oder privat versichert sind, erhalten die Leistungen vom Bundesversicherungsamt. Frauen, die als Familienmitglied über ihren Gatten mitversichert sind, bekommen kein Mutterschaftsgeld.

Bei befristeten Beschäftigungsverhältnissen, die während des Bezuges von Mutterschaftsgeld durch Fristablauf enden, entfällt der Arbeitgeberzuschuss zum Mutterschaftsgeld mit dem Ende des Beschäftigungsverhältnisses.

Informationen zum Mutterschaftsgeld

Bundesversicherungsamt – Mutterschaftsgeldstelle –
Friedrich-Ebert-Allee 38, 53113 Bonn
Hotline 0228 6191888
täglich von 9 bis 12 Uhr und donnerstags auch von 13 bis 15 Uhr
www.mutterschaftsgeld.de

182. Tag

Kindergeld

Grundsätzlich besteht für alle Kinder ab der Geburt bis zur Vollendung des 18. Lebensjahres, in einigen Fällen auch darüber hinaus, Anspruch auf Kindergeld.

Das Kindergeld wird unabhängig vom Einkommen der Eltern gewährt. Für die ersten beiden Kinder erhalten Sie pro Kind und Monat ab dem 1.1.2009 164 Euro, für das dritte Kind gibt es 170 Euro und für das vierte und jede weitere Kind 195 Euro im Monat.

Alternativ zum Kindergeld können Sie auch einen steuerlich wirksamen Kinderfreibetrag in Anspruch nehmen, der sich aber nur bei hohen Einkommen lohnt. Kindergeld erhält derjenige Elternteil, bei dem das Kind in Obhut lebt.

Kindergeld wird bei der Familienkasse der Bundesagentur für Arbeit schriftlich beantragt. Dem Antrag muss die Geburtsurkunde beiliegen.

Weitere Infos zum Thema Kindergeld erhalten Sie im Internet: www.familienkasse.de

183. Tag

Der Fötus nach sechs Monaten

Der Fötus wächst fleißig weiter. Der Rumpf hat im Vergleich zum Kopf nun an Größe deutlich aufgeholt.

Das Herz des Babys schlägt noch unregelmäßig.

Die dichte Lanugo-Behaarung auf dem Rücken sowie auf den Extremitäten verdichtet sich. Nun beginnt auch das Kopfhaar zu wachsen.

Die meisten Organe sind schon fast fertig entwickelt. Am wenigsten weit entwickelt sind jetzt noch das Gehirn und die Atmungsorgane. Noch bildet die Lunge keine ausreichende Menge an Surfactant, einer Substanz, die dafür

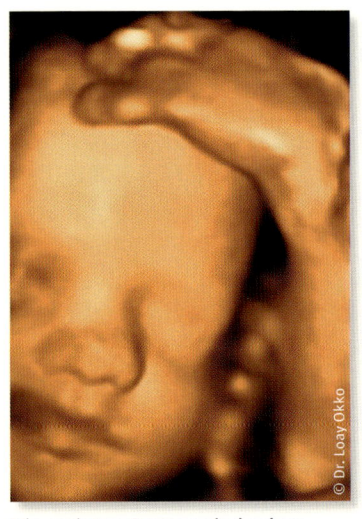

© Dr. Loay Okko

Die meisten Organe sind schon fast fertig entwickelt.

sorgt, dass die Lungenbläschen nicht zusammenkleben. Der Schutz- und Reinigungsmechanismus des Bronchialsystems funktioniert daher noch nicht.

So groß ist der Fötus	
AU	219 mm
FOD	87 mm
BIP	69 mm
KU	245 mm
Gewicht	915 g
Länge	34 cm

Wird der Fötus jetzt geboren, werden die Lungen noch nicht genug Sauerstoff aufnehmen können, so dass das Baby ohne medizinische Hilfe an dem sogenannten Atemnotsyndrom leidet.

Das Kind wiegt nun etwa ein Drittel des späteren Geburtsgewichts.

184. Tag

Zahnfleischentzündung

Die hormonelle Veränderung während der Schwangerschaft hat u. a. eine Auflockerung und ein Anschwellen der Mundschleimhaut zur Folge. Viele Frauen berichten jetzt über vermehrtes Zahnfleischbluten. Bei einer sogenannten Schwangerschaftsgingivitis, einer Sonderform der Paronditis oder Mundschleimhautentzündung, ist eine optimale Mundpflege besonders wichtig. Das gilt insbesondere dann, wenn Sie unter Schwangerschaftsübelkeit leiden und sich häufiger übergeben müssen.

- Putzen Sie die Zähne regelmäßig mindestens zweimal am Tag.
- Massieren Sie konsequent das Zahnfleisch.
- Lassen Sie während der Schwangerschaft alle zwei bis drei Monate den Zahnarzt Ihre Zähne überprüfen.

Neuere Studien zeigen deutlich, dass das Risiko für eine Frühgeburt um das Sechsfache höher ist, wenn die Schwangere Probleme mit ihrem Zahnfleisch hat. Man geht davon aus, dass dieselben Bakterien, die eine Zahnfleischentzündung verursachen, auch das Fruchtwasser und die Plazenta belasten.

Sorgfältige Mundhygiene ist daher nicht nur für die werdende Mutter, sondern auch für das sich entwickelnde Kind sehr wichtig.

Übrigens: Auch Rauchen begünstigt die Entstehung von Zahnfleischerkrankungen.

185. Tag

Doula, die Geburtsbegleiterin

Eine Doula (altgriech. *doulé*) bedeutet „Dienerin, Magd". Heute bezeichnet man als Doula eine Frau, die einer werdenden Mutter vor, während und nach der Geburt als emotionale und physische Begleiterin zur Seite steht. Die Doula-Begleitung nimmt eine alte Tradition auf, bei der die gebärende Frau zusätzlich zur Hebamme von einer ihr vertrauten, geburtserfahrenen Frau begleitet wird.

Die Doula führt keine Untersuchungen durch und erteilt keine medizinischen Ratschläge. Sie kümmert sich intensiv um die Gebärende, stärkt sie emotional und unterstützt durch zuverlässige Anwesenheit. Die Doula entlastet den Partner und hilft ihm, mit der Situation der Geburt zurechtzukommen.

Voraussetzung für die Qualifikation der Doula ist, dass sie selbst zumindest ein Kind geboren hat.

In Deutschland wird eine qualifizierte Weiterbildung zur GfG-Doula® bei der „Gesellschaft für Geburtsvorbereitung – Familienbildung und Frauengesundheit – Bundesverband e. V." und zur Doula bei den Doulas in Deutschland e. V. angeboten.

Über die Verordnung einer Haushaltshilfe ist es möglich, dass die Krankenkasse die Kosten für eine Doula zum Teil übernimmt.

Information im Internet

www.gfg-bv.de
www.doulas-in-deutschland.de

186. Tag

Babyfreundliches Krankenhaus

Schon unmittelbar nach der Geburt werden Grundlagen für die weitere Gefühlsentwicklung eines Kindes gelegt. Der direkte Hautkontakt und das erste Anlegen haben großen Einfluss darauf, ob und wie lange ein Baby gestillt wird. Das Stillen intensiviert die Mutter-Kind-Beziehung und wirkt sich positiv auf den Zusammenhalt der Familie aus.

UNICEF und Weltgesundheitsorganisation WHO haben sich zum Ziel gesetzt, die erste Lebensphase eines Neugeborenen ganz besonders zu schützen. Mit der WHO/UNICEF-Initiative „Babyfreundliches Krankenhaus" entwickelten sie ein Betreuungskonzept, dem sich 20 000 Geburtskliniken weltweit angeschlossen haben. In Deutschland gibt es derzeit 34 babyfreundliche Krankenhäuser und eine babyfreundliche Kinderklinik, die das Stillen besonders fördern und sich für die Mutter-Kind-Beziehung einsetzen.

Babyfreundliche Krankenhäuser erkennen Sie am UNICEF/WHO Gütesiegel „Babyfreundlich" und am Picasso-Motiv „Maternity". Dieses Gütesiegel steht für kontrollierte Betreuungsqualität in Geburtshilfe und Kinderkliniken. Für werdende Eltern ist es eine wertvolle Orientierungshilfe bei der Auswahl der geeigneten Geburtsklinik.

Die aktuelle Liste babyfreundlicher Krankenhäuser und weitere Informationen erhalten Sie im Internet:
www.babyfreundlich.org

Das Picasso-Motiv „Maternity" zeichnet babyfreundliche Krankenhäuser aus.

187. Tag

Kopfschmerzen

Normalerweise greift man relativ schnell mal zur Schmerztablette, wenn man Kopfweh hat. Jegliche Medikation ist aber während der Schwangerschaft nur nach Abstimmung mit dem Arzt sinnvoll. Leiden Sie während der Schwangerschaft unter Kopfschmerzen, können Sie durchaus versuchen, mit altbewährten Hausmitteln die Schmerzen in den Griff zu bekommen, z. B.:

- **Frische Luft**
  Gehen Sie spazieren, tanken Sie Sonne und Sauerstoff.
- **Leichte Massage der Schläfen**
  Massieren Sie die Schläfen mit kreisenden Bewegungen des Zeige- und Mittelfingers.
- **Kühles Tuch**
  Legen Sie sich ein kühles Tuch auf die Stirn.
- **Ruhepause**
  Eine kleine Ruhepause kann Wunder wirken – manchmal tut auch ein Stündchen Schlaf gut, um die lästigen Kopfschmerzen zu vertreiben.
- **Minzöl**
  Reiben Sie ein bis zwei Tropfen Minzöl auf die Stirn.
- **Massage**
  Eine feine Schulter- und Nackenmassage entspannt und lockert die Muskulatur. Kopfschmerzen, die durch Verspannungen zustande kamen, verschwinden dann schnell wieder.
- **Kalte und warme Fußbäder ggf. auch mit Senfmehl**
  3 EL Senfmehl mit 2 l 40 °C warmem Wasser vermengen. 15 Minuten die Füße darin baden; anschließend mit lauwarmem Wasser nachspülen und nachruhen.

188. Tag

Impfen

Impfungen während der Schwangerschaft sollten nur dann erfolgen, wenn sie medizinisch notwendig sind. Während der Schwangerschaft sollten Sie mit allen Medikamenten, wozu die Impfungen im weiteren Sinne zählen, sehr vorsichtig umgehen.

Die Ständige Impfkommission (STIKO) des Robert Koch Instituts, die zentrale Einrichtung der Bundesregierung auf dem Gebiet der Krankheitsüberwachung und -prävention, sagt hierzu:

„Eine indizierte Impfung mit einem Totimpfstoff – wie z. B. gegen Tetanus, Influenza sowie Hepatitis A und B – ist weder während einer Schwangerschaft kontraindiziert noch ist sie ein Grund für das Aufschieben einer geplanten Schwangerschaft. Im ersten Drittel der Schwangerschaft sollten allerdings lediglich dringend indizierte Impfungen durchgeführt werden … Nur Impfungen mit einem Lebendimpfstoff, wie z. B. gegen Röteln bzw. MMR oder Varizellen sind in der Schwangerschaft grundsätzlich kontraindiziert, und eine Frau sollte bis drei Monate nach derartigen Impfungen nicht schwanger werden."

189. Tag

Ödeme

Durch den Anstieg von Östrogenen während der Schwangerschaft scheidet der Körper weniger Natrium und Kalium aus und neigt somit unter Umständen dazu, mehr Wasser zurückzuhalten.

Das kann zu Schwellungen des Gesichts oder zu geschwollenen dicken Füßen und Händen führen, was man Schwangerschaftsödem nennt.

Ihr Arzt wird die Wasseransammlung während der Schwangerschaft gut beobachten und kontrollieren, ob sie sich im Rahmen des Normalen bewegt oder möglicherweise ein Hinweis auf eine andere Erkrankung sein könnte.

Früher wurde Frauen, die derartige Wasseransammlungen in den Beinen und Hände hatten, häufig salzarme Kost, abführende Tees und Speisen empfohlen, um eine entwässernde Wirkung und eine Reduzierung der Ödeme zu erzielen. Eine daraus resultierende Reduktion des Blutvolumens ist in der Schwangerschaft aber nicht erwünscht und kann sogar schädlich sein!

Ganz im Gegenteil sollten Sie, wenn Sie derartige Wasseransammlungen bei sich beobachten, eher mehr trinken und ausreichend Salz essen.

Ausgeprägte Schwangerschaftsödeme können ein Symptom einer Gestose (siehe Seite 120) sein, die u. U. vom Arzt engmaschig untersucht und behandelt werden sollte.

190. Tag

Der Fötus nach 25 Wochen

Die Lungen des Fötus reifen weiter aus. Während der weiteren Entwicklung wird eine immer dickere Fettschicht unter der Haut angelegt. Die Fettpölsterchen lassen die Haut jetzt immer glatter erscheinen. Die Muskeln stärken sich zunehmend. Der Zuwachs an Gewicht beträgt nun wöchentlich etwa 200 Gramm.

Der Bauch wächst und Ihre Gebärmutter reicht nun fast bis an den Rippenbogen.

Wenn das Kind nun in einem Krankenhaus mit einem Perinatalen Zentrum geboren würde, wo man sich auf die Behandlung von Frühgeburten spezialisiert hat, hätte es eine 90-prozentige Chance zu überleben.

Sind Sie zu Beginn der Schwangerschaft auf Rhesusfaktor negativ getestet worden, wird der Arzt Sie wahrscheinlich in dieser oder der nächsten Woche auf Rhesus-Antikörper untersuchen. Sie erhalten dann eine Dosis Anti-D-Globuline, um eine Antikörperbildung zu verhindern, eine weitere Dosis erhalten Sie dann nach der Entbindung (siehe Seite 73).

So groß ist der Fötus	
AU	231 mm
FOD	91 mm
BIP	72 mm
KU	256 mm
Gewicht	1 055 g
Länge	35 cm

191. Tag

Große Kinder (LGA)

Einige Kinder gelten für die Schwangerschaftsdauer als groß (LGA, aus dem Englischen *large for gestational age – groß für das Schwangerschaftsalter*). Von großen Kindern spricht man, wenn mindestens 90 Prozent der anderen Kinder in diesem Schwangerschaftsalter kleiner sind.

Wenn Größe und Gewicht eines großen Kindes deutlich vom Durchschnitt abweichen und das nicht eindeutig und augenscheinlich daran liegt, dass Mutter und Vater sehr groß sind, kann dies auch am Übergewicht der Mutter liegen oder an einem Schwangerschaftsdiabetes (siehe Seite 190). Der Arzt wird Sie genauer untersuchen, um die Ursachen zu finden, die man allerdings nicht immer ermitteln kann.

Große Kinder können bei der Geburt 4 000 oder gar 4 500 Gramm und mehr auf die Waage bringen. Die Geburt eines sogenannten makrosomen Babys erhöht das Risiko für einen Kaiserschnitt und bei der Geburt das Sterblichkeitsrisiko für Mutter und Kind, wie auch langfristig das Risiko für Adipositas (Fettleibigkeit) und Diabetes sowohl in der Kindheit als auch im Erwachsenenalter.

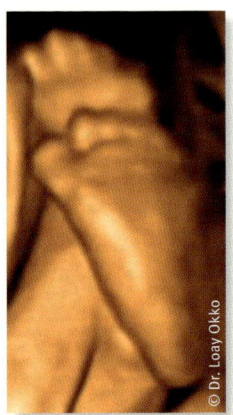

© Dr. Loay Okko

Wenn das Kind besonders groß ist, wird der Arzt versuchen, die Ursachen dafür zu finden.

192. Tag

Kleine Kinder

Kinder, die sich nicht wie andere Kinder entwickeln und deren Wachstum verzögert ist, sind meist nicht nur klein, sondern auch besonders leicht. Eine Wachstumsverzögerung kann während der gesamten Schwangerschaft beobachtet werden oder erst während des zweiten oder des dritten Schwangerschaftsdrittels auftreten.

Häufig ist der Kopf dann normal entwickelt, aber der Bauchdurchmesser und der Brustumfang weisen auf ein besonderes Leichtgewicht hin. Dies kann ein Hinweis auf eine Mangelversorgung an Sauerstoff oder Nährstoffen sein. Die Ursachen können sehr unterschiedlich sein: eine Infektion der Schwangeren, Fehlernährung, Rauchen oder Alkoholmissbrauch oder eine Störung der Plazentafunktion.

Kleine Kinder haben ein höheres Risiko, zu früh geboren zu werden. Auch das Risiko für Probleme nach der Geburt und für Säuglingssterblichkeit ist erhöht. Je leichter die Babys bei der Geburt sind, umso höher das Risiko.

Als auffällig leicht gilt ein Fötus, wenn sein Gewicht und sein Bauchumfang geringer sind als bei 90 Prozent der anderen Föten.

193. Tag

Spätgestose – Präeklampsie/Eklampsie

Die meisten Probleme im Zusammenhang mit einer sogenannten Spätgestose (einer Präeklampsie, Eklampsie oder dem HELLP-Syndrom) beginnen um die 28. Schwangerschaftswoche und verstärken sich zunehmend.

Die Präeklampsie ist eine Erkrankung in der Schwangerschaft, die mit hohem Blutdruck zu tun hat und als Vorstufe der Eklampsie gilt. Sie wird charakterisiert durch

1. erhöhten Blutdruck (über 140/90 mmHg),
2. Eiweiß im Urin (Proteinurie) und
3. Wassereinlagerungen (Ödeme).

Aus diesen drei Beobachtungen ergibt sich auch der heute nicht mehr gebräuchliche Name EPH-Gestose: **E**dema (engl. für Ödeme), **P**roteinurie und **H**ypertension.

In etwa fünf bis zehn Prozent aller Schwangerschaften tritt die Präeklampsie auf. Häufiger betroffen sind sehr junge Frauen sowie Erstgebärende über 35 Jahre. Weitere Risikofaktoren sind Mehrlingsschwangerschaften, bestehender Bluthochdruck, Fettleibigkeit und Diabetes mellitus.

Für den Fötus bedeutet eine Präeklampsie ein erhöhtes Sterblichkeitsrisiko, intrauterine Wachstumsverzögerung und ein höheres Risiko für eine Frühgeburt.

Eine Präeklampsie muss immer und sofort im Krankenhaus intensiv behandelt werden, um schwere Komplikationen wie Krämpfe (Eklampsie) oder das HELLP-Syndrom, die für das Kind und die Mutter tödlich ausgehen können, zu verhindern.

Die Präeklampsie und Eklampsie machen oft eine vorzeitige Geburt des Babys (Kaiserschnitt) notwendig.

194. Tag

HELLP-Syndrom

Bei 0,3 bis 0,6 Prozent aller Schwangerschaften tritt das sogenannte HELLP-Syndrom auf, eine schwere Leberfunktionsstörung, die im Zusammenhang mit der Schwangerschaft steht.

Früher sah man das HELLP-Syndrom als schwerste Komplikation einer Gestose an, heute jedoch weiß man, dass es auch ohne vorherige Gestose-Symptome plötzlich auftreten kann. Die meisten der betroffenen Frauen berichten von Oberbauchschmerzen, die hauptsächlich unter dem rechten Rippenbogen, wo die Leber sitzt, auftreten. Häufig gehen die Bauchschmerzen mit Übelkeit und Erbrechen einher und manchmal auch mit Hautjucken. Zuerst denken die meisten Frauen bei diesen Beschwerden meist fälschlicherweise an eine Magen-Darm-Grippe.

Bei derartigen Bauchbeschwerden in der Lebergegend sollten in jedem Fall die Blutwerte untersucht werden. Das HELPP-Syndrom wird aufgrund der typischen Laborergebnisse diagnostiziert. Folgende Laborsymptome prägen das HELPP-Syndrom:

H	Hämolysis	Blutzerfall
EL	Elevated liver enzyme levels	Erhöhte Leberwerte
LP	Low platelet count	Niedrige Thrombozytenzahlen (nachlassende Blutgerinnung)

Das HELLP-Syndrom kann mit einer massiven Anämie einhergehen, wobei innere Blutungen nicht auszuschließen sind. Ohne Behandlung kann die Leberzellschädigung konstant zunehmen, was zu akutem Nierenversagen und zu einer Plazentaablösung führen kann. Das ausgeprägte HELLP-Syndrom ist für Mutter und Kind lebensgefährlich.

195. Tag

Verstopfung

Ein häufiges Problem in der Schwangerschaft ist die Verstopfung, unter der sehr viele Schwangere leiden. Ursache ist meist die herabgesetzte Muskelspannung des Darmes aufgrund der Hormonveränderungen. Eine Verstopfung liegt vor, wenn

- mehr als drei Tage zwischen jedem Stuhlgang vergehen und
- der Stuhlgang hart und schwer auszuscheiden ist.

Abführmittel, auch wenn es sie rezeptfrei in der Apotheke zu kaufen gibt, sind während der Schwangerschaft nicht sinnvoll. Falls Sie Probleme mit dem regelmäßigen Stuhlgang haben, greifen Sie auf bewährte Hausmittel zurück, von denen schon Generationen Schwangerer profitiert haben:

- Trinken Sie viel, und zwar mindestens zwei bis drei Liter pro Tag Wasser oder ungesüßte Früchtetees.
- Bewegen Sie sich viel und treiben Sie Sport (Schwimmen, Fahrradfahren, Spazieren gehen u. Ä. m.).
- Essen Sie viele Ballaststoffe, d. h. vollwertige Lebensmittel wie Vollkornprodukte, Reis, Gemüse und Obst.
- Weichen Sie abends einige Trockenpflaumen ein und frühstücken Sie diese mit einem Joghurt und einem Löffel Leinsamen.

Falls Sie mit den bekannten Hausmitteln so gar nicht zurecht kommen, sollten Sie Ihren behandelnden Arzt fragen, welche Medikamente jetzt in Frage kommen. Greifen Sie nicht einfach in die Hausapotheke.

196. Tag

Hämorrhoiden

Hämorrhoiden sind Krampfadern oder Gefäßpolster, die ringförmig am letzten Ende des Verdauungstraktes am Anus sitzen. Hämorrhoiden können sich entzünden und zu Reizungen und unangenehmen Beschwerden am After führen.

Fast jede zweite Frau leidet während der Schwangerschaft an den typischen Symptomen der Hämorrhoiden wie

- Blutungen (hellrotes Blut auf dem Stuhlgang),
- Druckgefühl,
- Brennen oder Juckreiz und manchmal auch
- Schmerzen.

Falls Sie Blut in oder auf Ihrem Stuhlgang entdecken, sollten Sie in jedem Fall einen Arzt aufsuchen, damit die Hämorrhoiden frühzeitig behandelt werden können. Besonders wichtig ist dann eine aufmerksame Hygiene nach jedem Toilettengang.

Unbehandelt und im fortgeschrittenen Stadium können sich aus den Beschwerden Entzündungen, Geschwüre und Ekzeme bilden.

Gegen das Jucken und Brennen entzündeter Hämorrhoiden oder damit verbundener Analekzeme helfen Spezialsalben.

Hämorrhoiden kann man mit gezieltem Training des Beckenbodens versuchen vorzubeugen. Durch eine ballaststoffreiche Ernährung, viel Bewegung und viel Trinken können Sie die Beschwerden lindern.

197. Tag

Der Fötus nach 26 Wochen

Der Fötus lernt jetzt riechen. Es öffnet sich nun der Gewebepfropf, der seine Nasenlöcher verschlossen hat.

Die Lungenbläschen (Alveolen) haben sich nun vollständig entwickelt und die Bildung des Surfactant schreitet voran (siehe Seite 196), damit die Bläschen, wenn sie sich mit Luft füllen, nicht zusammenkleben.

Die zu Beginn der Entwicklung relativ glatte Oberfläche des Gehirns wächst sich weiterhin in die charakteristischen Furchen und Windungen aus. Das erhöht die Oberfläche und die Anzahl der Zellen.

Das Gedächtnis des Fötus nimmt seine Funktionen auf. Einige Untersuchungen haben belegt, dass der Säugling nach der Geburt durchaus die Stimme seiner Mutter oder Musikstücke erkennt, die er während der Entwicklung im Bauch gehört hat.

So groß ist der Fötus	
AU	243 mm
FOD	95 mm
BIP	75 mm
KU	267 mm
Gewicht	1210 g
Länge	37 cm

198. Tag

Drittes Ultraschallscreening

Beim dritten Ultraschallscreening, das zwischen der 29. und 32. Schwangerschaftswoche durchgeführt wird, steht im Mittelpunkt die Entwicklung des Kindes, die Kontrolle der Plazenta und die Fruchtwassermenge. Diese Untersuchung kann meist jeder behandelnde Gynäkologe durchführen. Die Ergebnisse dieser Untersuchung werden detailliert in den Mutterpass eingetragen (siehe Seite 51).

Zu wenig Fruchtwasser könnte auf ein Nierenproblem hindeuten oder auf eine Unterversorgung des Babys. Zu viel Fruchtwasser kann Folge eines Schwangerschaftsdiabetes oder einer Stoffwechselstörung sein. Zwar kann man nicht immer die Gründe für solche Störungen erkennen, aber in Einzelfällen kann man den Fötus, wenn ein Problem erkannt wird, schon während der Schwangerschaft behandeln. Und man kann ggf. auch erkennen, wenn das Baby nach der Geburt medizinische Hilfe braucht. Das bedeutet, dass die Geburt in jedem Fall in einem darauf spezialisierten Krankenhaus mit einer angeschlossenen Kinderklinik stattfinden sollte.

Falls jetzt irgendwelche Auffälligkeiten erkannt werden, kann eine Überweisung zu einem Arzt erfolgen, der auf Ultraschalldiagnostik spezialisiert ist. Alle medizinisch notwendigen Untersuchungen wie auch weiterführende Ultraschalluntersuchungen zahlen die gesetzlichen Krankenkassen.

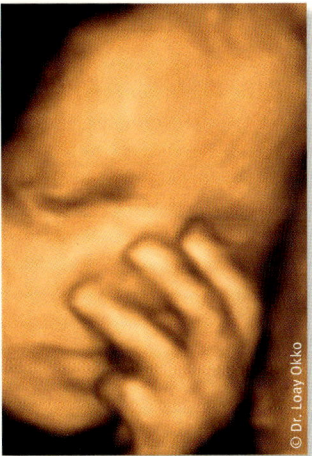

© Dr. Loay Okko

Die Entwicklung des Kindes wird erneut überprüft.

199. Tag

Bonding

Mit Bonding (engl. Bindung), bezeichnet man die erste intensive Kontaktaufnahme zwischen Mutter, Kind und Vater.

Gemeint ist hier das erste Befühlen, Riechen, Schmecken, Sehen und Hören nach der Geburt, wobei die Beziehung zwischen den beiden Elternteilen und dem Kind schon während der Schwangerschaft begonnen hat.

Bonding prägt das menschliche Urvertrauen und fördert die soziale Bindung zwischen Eltern und Kind. Um diesen ersten wichtigen Bindungsprozess in Ruhe ablaufen zu lassen, gibt man den Familien nach der Entbindung viel Zeit. Die Neugeborenen werden direkt nach der Geburt den Müttern auf den bloßen Bauch gelegt und warm zugedeckt.

Die Haut ist das größte Sinnesorgan des Menschen, deshalb ist es wichtig, dass das Neugeborene nach der Geburt sofort engen Hautkontakt zur Mutter oder zum Vater hat.

Einige Krankenhäuser haben die Bedeutung des Bondings erkannt und geben den Eltern und dem Neugeborenen die Möglichkeit, sich in einem Familienzimmer zurückzuziehen und zu beschnuppern.

Aufschiebbare medizinische Dinge wie das Wiegen oder Säubern des Kindes sind zweitrangig und werden später in Ruhe erledigt.

200. Tag

Rooming-in

Rooming-in bedeutet „in einem Raum zusammensein".

Während es in den 50er Jahren des letzten Jahrhunderts noch absolut üblich war, der Mutter das Baby nach der Geburt wegzunehmen, es auf einer separaten Säuglingsstation zu versorgen und tagsüber nur fünf- bis sechsmal zum Stillen vorbeizubringen, bietet heute fast jede Klinik den Müttern an, dass sie ihr Baby bei sich behalten und selbst versorgen. Viele Kliniken bieten darüber hinaus sogenannte Familienzimmer an, in denen auch der Vater rund um die Uhr bei seiner Familie sein kann.

Das ungestörte Zusammensein in den ersten Tagen nach der Entbindung ist die ideale Bedingung zum Anbahnen einer guten Beziehung. Es ist auch eine wichtige Voraussetzung für eine gute Stillbeziehung und damit die beste Prophylaxe gegen die Entstehung von Stillproblemen. Ist das Neugeborene bei der Mutter, lernt sie schnell das Stilltemperament und den Rhythmus ihres Kindes kennen. Babys, die schon beim ersten Hungergefühl angelegt werden, weinen seltener, haben einen geringeren Energieverlust und dadurch eine geringere Gewichtsabnahme.

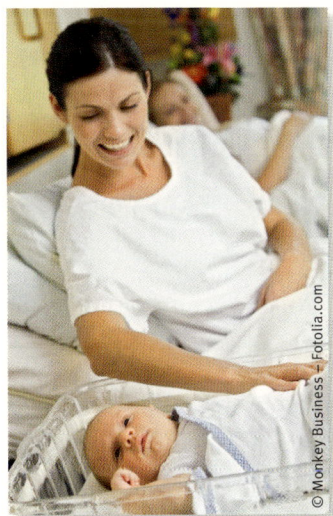

© Monkey Business – Fotolia.com

Das Baby bleibt nach der Geburt im Zimmer der Mutter.

201. Tag

CTG

Das CTG, die Abkürzung für die Kardiotokografie (Cardiotokographie), auch Herzton-Wehenschreiber genannt, ist die Bezeichnung für die Aufzeichnung der kindlichen Herztöne und der Wehen.

Das CTG gehört etwa ab der 28. Schwangerschaftswoche zur Standarduntersuchung bei der Überwachung einer Schwangerschaft. Der Schwangeren wird ein Gürtel mit Tonabnehmer und druckempfindlichen Sensoren am Bauch befestigt, die die Herzfrequenz des Kindes und die Wehen aufzeichnen und beides in einer Grafik darstellen. So können der Arzt oder die Hebamme direkt erkennen, ob das Kind während der Wehen unter übermäßigem Stress leidet.

Ab jetzt wird bei jedem Vorsorgetermin ein CTG erstellt. Während der Wehen dient der Herzton-Wehenschreiber häufig der ständigen Kontrolle des Fötus.

Moderne CTG-Geräte übertragen die Informationen drahtlos, sodass die Schwangere nicht an ein Kabel angeschlossen ist und sich frei bewegen kann.

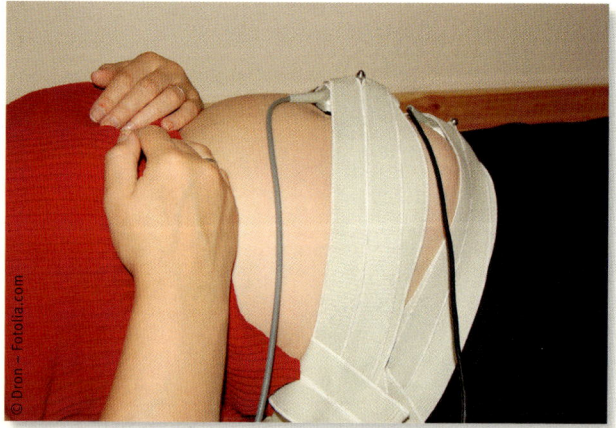

© Dron – Fotolia.com

Das CTG überwacht Wehen- und Herztätigkeit.

202. Tag

Karpaltunnel-Syndrom

Der Karpaltunnel ist ein Nerven-Muskel-Durchgang an der Handwurzel. Das Karpaltunnel-Syndrom bezeichnet ein Drucksyndrom des Nervus medianus in diesem Bereich, das zu Missempfindungen und Schmerzen in einer oder auch beiden Händen führen kann. Die Schmerzen können in den ganzen Arm ausstrahlen und nachts so heftig sein, dass sie zu Schlaflosigkeit führen.

Infolge der hormonellen Veränderungen während der Schwangerschaft lagert der Körper der Frau besonders im letzten Drittel der Schwangerschaft vermehrt Flüssigkeit ein. Dies führt zu einer vermehrten Flüssigansammlung auch im Karpalkanal. Wenn der Karpaltunnel relativ eng ist, kann auf den im Kanal verlaufenden Nervus medianus ein vermehrter Druck auftreten, der die oben genannten Symptome zur Folge haben kann.

Der Arzt kann spezielle Nachtschienen oder das Anlegen von geformten Stützverbänden verordnen. Bei extrem quälenden Beschwerden kann eine Operation notwendig und sinnvoll sein, wobei aber klar sein sollte, dass nach der Entbindung (und eventuell der Stillzeit) viele der während der Schwangerschaft auftretenden Karpaltunnel-Syndrome ganz ohne Therapie abklingen.

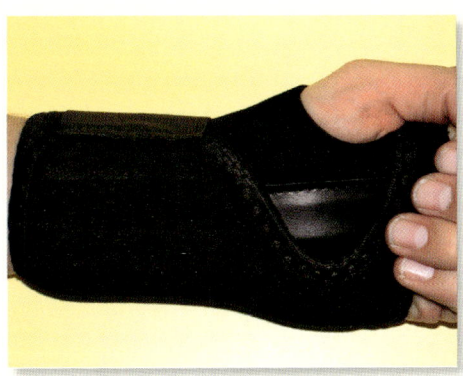

Eine spezielle Schiene kann Linderung bringen.

203. Tag

Kolostrum

Kolostrum ist die Erstmilch bei Säugetieren und wird auch als Vormilch, Kolostralmilch und bei Kühen als Biestmilch bezeichnet. Sie besteht aus Proteinen, Enzymen, Vitaminen, Mineralien, Wachstumsfaktoren, Aminosäuren und Antikörpern und ist für die Stärkung und die Immunabwehr des Säuglings von großer Bedeutung.

Die Vormilch ist meist ein wenig schleimig, dickflüssig und von gelblicher Farbe und kann auch mit Blut versetzt sein.

Wenn Sie Ihr Baby direkt nach der Geburt zum Stillen anlegen, kommt es in den Genuss dieser Erstmilch. Sie ist auch sehr reich an Antikörpern ist, was sie gerade für krankheitsanfällige Neugeborene sehr wichtig macht. Sie bedeckt die empfindliche Magen- und Darmschleimhaut mit einem schützenden Film.

Das Kolostrum hat nur in den ersten 18 bis 24 Stunden nach der Entbindung die typische Zusammensetzung, danach ändert sich die Zusammensetzung der Milch, die sich mit zunehmendem Alter des Säuglings jeweils seinen Bedürfnissen optimal anpasst.

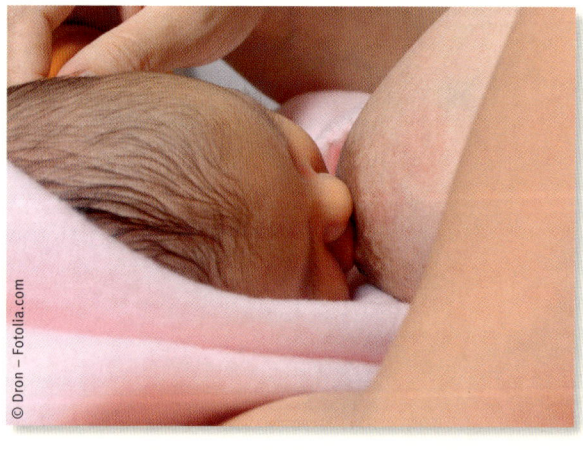

© Dron – Fotolia.com

Die Vormilch ist für die Stärkung der Immunabwehr des Säuglings wichtig.

204. Tag

Der Fötus nach 27 Wochen

Der Geschmackssinn des Fötus differenziert sich weiter. Seine Bewegungen werden kräftiger und sind nun von außen häufiger mal durch die Bauchdecke zu sehen und zu spüren.

Nun kann der Fötus seine Körpertemperatur selbstständig und abgekoppelt von der mütterlichen Körpertemperatur kontrollieren.

Die Lanugo-Behaarung (siehe Seite 106) geht zurück.

Bei einem Mädchen steht die Klitoris etwas hervor und ist noch nicht von den Schamlippen bedeckt. Die Schamlippen werden in den nächsten Wochen weiter wachsen, bis sie die Klitoris bedecken.

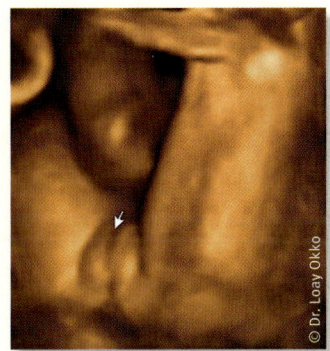

© Dr. Loay Okko

Der Ultraschall zeigt eindeutig ein Mädchen.

Ob der Fötus Rechts- oder Linkshänder wird, kann man unter Umständen schon erkennen. Viele Föten lutschen jetzt häufig am Daumen – die Rechtshänder nehmen hierzu den rechten Daumen und die Linkshänder lieber den linken.

Man kann jetzt deutlich erkennen, dass der Fötus Schmerz empfinden kann. Das ist unter anderem im Hinblick auf medizinische Eingriffe im Mutterleib von Bedeutung.

So groß ist der Fötus	
AU	254 mm
FOD	98 mm
BIP	78 mm
KU	277 mm
Gewicht	1379 g
Länge	38 cm

Jetzt hat sich Ihr Blutvolumen etwa verdoppelt und der Kreislauf muss entsprechend arbeiten. Möglicherweise ist auch Ihr Herzschlag schnell geworden, denn die Menge an Blut muss stetig durch den Körper gepumpt werden. Sie ermüden leicht, und es kann Ihnen manchmal schwindelig werden.

205. Tag

Hausgeburt

Während bis Anfang des 20. Jahrhunderts die meisten Babys zu Hause geboren wurden, änderte sich dies bis zur Mitte der 1950er Jahre. Zu dieser Zeit wurden die meisten Babys in den Industrieländern in einem Krankenhaus entbunden.

In den 1980er Jahren allerdings gab es eine kleine Gegenbewegung, die sich für die Möglichkeiten der Hausgeburt stark machte. Zahlreiche Hebammen boten individuelle Betreuung für Hausgeburten an. Es entstand wieder ein Netz an freiberuflichen Hebammen, die Hausgeburten betreuten und schon während der Schwangerschaft und noch in der Zeit des Wochenbettes einen engen Kontakt zu Mutter und Kind hatten. Dieses Netz gibt es heute noch, und es ist auch recht gut ausgebaut.

Frauen, die sich für eine Hausgeburt entscheiden, wollen diesen intensiven Moment in ihrem Leben selbst bestimmt und in vertrauter Umgebung genießen. Bei entsprechender Vorbereitung und mit sachkundiger Unterstützung einer erfahrenen Hebamme ist das Risiko nur geringfügig höher, als wenn Sie im Krankenhaus entbinden. Falls es während einer Hausgeburt zu unerwarteten medizinischen Problemen kommt, wird in der Regel entweder ein Arzt gerufen oder eine rasche Einweisung ins Krankenhaus erfolgen.

Die Kosten für eine Hausgeburt werden ebenso wie die Kosten für eine Klinikgeburt von den Krankenkassen übernommen.

206. Tag

Haltung bewahren

Mit zunehmendem Körpergewicht verlagert sich der Schwerpunkt, und die Haltung vieler Schwangeren wird für den Rücken eine Qual.

Richtig stehen

Stellen Sie sich vor, Sie haben oben auf dem Kopf einen Magnet und werden von einem anderen Magneten senkrecht in die Höhe gezogen. Dabei richtet sich die Wirbelsäule langsam auf und dehnt sich ein wenig. Halten Sie den Kopf dabei aufrecht. Die Schultern bleiben entspannt und locker hängen. Richten Sie nun das Becken ein wenig auf, indem Sie das Becken und die Pobacken leicht nach vorn schieben.

Stellen Sie die Füße parallel hin, mit einem handbreiten Zwischenraum. Verteilen Sie das Gewicht gleichmäßig auf beide Beine.

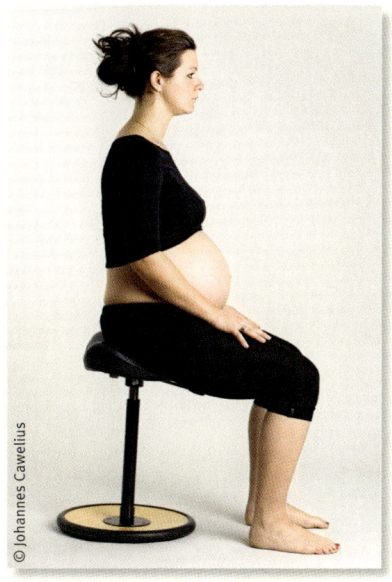

© Johannes Cawelius

Richtig sitzen

Wenn Sie sich hinsetzen, achten Sie darauf, dass die Oberschenkel etwa im rechten Winkel zum restlichen Körper stehen, also etwa parallel zum Boden. Beide Füße sollten entspannt aufgestellt sein (nicht auf den Zehenspitzen stehen). Die Oberschenkel sollten dann ganz entspannt und weich sein.

Achten Sie auf die richtige Haltung, auch im Sitzen.

207. Tag

Besondere Brustwarzen: Flach- oder Schlupfwarzen

Brustwarzen sehen unterschiedlich aus. Etwa jede dritte Frau hat sogenannte Flach-, Schlupf- oder Hohlwarzen. Hierbei ist der Nippel der Brust flach oder nach innen eingestülpt. Einige Formen können beim Stillen Probleme bereiten, sind aber meist behandelbar.

Um Flachwarzen von Hohlwarzen zu unterscheiden, kann man den Brustwarzenhof etwa 2,5 cm hinter dem Brustwarzenansatz zusammendrücken.

- Zieht sich die Brustwarze in einer konkaven Wölbung nach innen zurück, dann liegt eine echte Hohlwarze vor, die mit Hilfsmitteln aufs Stillen vorbereitet werden kann.
- Tritt die Brustwarze aber durch das Drücken hervor, handelt es sich nicht um echte Hohlwarzen. Es ist meist keine besondere Vorbereitung aufs Stillen notwendig.

Hohlwarzen können in unterschiedlichen Ausprägungen vorkommen. Manche Brustwarzen sind nur leicht eingezogen, und ein Baby mit normaler Saugfähigkeit kann sie ohne Schwierigkeiten herausziehen (ein Frühgeborenes oder saugschwaches Baby kann allerdings zu Beginn Probleme damit haben).

Wenn eine Hohlwarze stärker eingezogen ist, fällt es dem Neugeborenen unter Umständen schwer, die Brustwarze in den Mund einzusaugen.

Haben Sie also Hohlwarzen, können Sie schon vor der Geburt beginnen, die Brust mit Hilfe von Brustwarzenformern aufs Stillen vorzubereiten.

208. Tag

Brustwarzenformer

Damit Frauen mit Flach- oder Hohlwarzen problemlos stillen können, gibt es kleine Plastikhütchen oder Brustschilde, die auf die Brustwarze gesetzt und dort angesaugt werden. Das Tragen solcher Brustwarzenformer kann helfen, die Brustwarzen hervortreten zu lassen und besser fassbar zu machen. Brustwarzenformer bestehen aus leichtem Hartplastik. Einige haben eine nachgiebige Innenseite aus Silikon.

Brustwarzenformer werden im Büstenhalter auf die Brustwarze aufgelegt. Der innere Ring übt sanften, aber anhaltenden Druck auf den Brustwarzenhof aus, was die Brustwarze meist veranlasst, hervorzutreten. Die hier abgebildete Schale ist mit Löchern versehen und hält den Büstenhalter ein Stückchen von der Brustwarze ab. Damit die Brustwarzenformer bequem im Büstenhalter Platz finden, kann es notwendig sein, dass der BH eine Körbchengröße größer als sonst getragen werden muss.

Die Brustwarzenformer dürfen nicht unangenehm sein. Ist der Büstenhalter nicht groß genug, kann durch den fortlaufenden Druck eine Brustentzündung hervorgerufen werden. Brustwarzenformer sollten in den letzten Wochen (etwa ab der 30. Woche) der Schwangerschaft verwendet werden. Häufig ist es auch sinnvoll, sie in der ersten Zeit nach der Geburt vor dem Anlegen zu tragen.

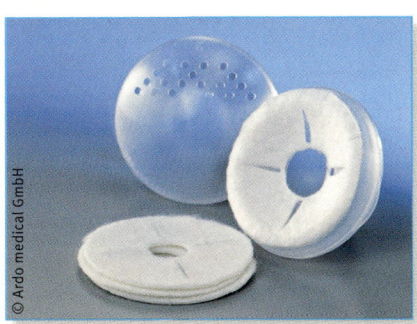

© Ardo medical GmbH

Tragen Sie die Brustwarzenformer in den letzten Wochen der Schwangerschaft.

209. Tag

Essen für zwei?

Es ist ein Ammenmärchen, dass schwangere Frauen nun für zwei essen sollen. Ganz im Gegenteil sollten sich schwangere Frauen, auch wenn sie Appetitattacken haben oder einen Heißhunger auf Süßigkeiten, eher zurückhalten.

Neueste Studienergebnisse zeigen, dass werdende Mütter mit ihrer Ernährung nicht nur ihre eigene Gesundheit beeinflussen, sondern auch die Weichen für die Gesundheit des Kindes bis ins Erwachsenenalter stellen.

Frauen, die während der Schwangerschaft extrem stark zugenommen haben, gebären häufig besonders große Babys. Extrem große Babys aber haben ein erhöhtes Risiko, selbst übergewichtig zu werden (siehe Seite 204). Auch andere Erkrankungen wie Allergien, Asthma und Suchtanfälligkeit des Kindes könnten darauf zurückzuführen sein, dass die Mutter schon vor der Schwangerschaft übergewichtig war oder während der Schwangerschaft deutlich zu viel zugenommen hat.

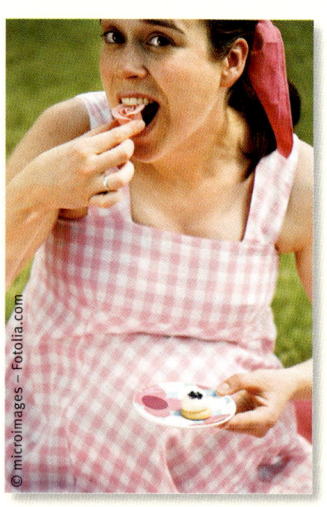

© microimages – Fotolia.com

Abwechslungsreiche, vollwertige und nährstoffreiche Kost ist vor und während der Schwangerschaft das Optimale. Auch was die Kalorien angeht, sollten Sie als Schwangere keinesfalls für zwei essen.

Der zusätzliche Energiebedarf liegt während der Schwangerschaft nur bei zehn bis 15 Prozent.

210. Tag

Hepatitis B

Hepatitis B ist eine immer häufiger vorkommende Infektionskrankheit der Leber. In 0,5 bis 1 Prozent aller Schwangerschaften wird eine Hepatitis festgestellt. Immer häufiger stecken sich auch Schwangere auf Urlaubsreisen mit Hepatitis B an, ohne es zunächst zu merken.

Etwa zwei Drittel aller Erkrankungen verlaufen ohne Symptome. Aber eine Hepatitis in der Schwangerschaft ist sehr ernst zu nehmen, da sich der Fötus anstecken kann. Die Infektion erhöht das Risiko für eine Frühgeburt, und das Risiko für eine Totgeburt ist umso höher, je später die Infektion auftritt.

Häufig infiziert sich das Kind aber erst bei der Geburt oder danach. Bei fast allen infizierten Neugeborenen und Kindern bis zu einem Jahr kommt es zu einem chronischen Verlauf der Hepatitis B.

Im Rahmen der Schwangerschaftsvorsorgeuntersuchung ist in diesen Wochen ein entsprechender Hepatitis-Test seit 1993 verbindlicher Bestandteil der Untersuchungen. Dieser Test besteht aus einer Blutuntersuchung. Liegt eine Infektion der Mutter vor, wird möglichst innerhalb von zwölf Stunden nach der Geburt mit der Immunisierung des Säuglings durch Impfungen begonnen.

211. Tag

Der Fötus nach sieben Monaten

In dieser Phase bewegt sich der Fötus kräftig und trainiert seine Muskulatur. Noch hat er in der Gebärmutter reichlich Platz, um auch Purzelbäume zu schlagen. So kann es sogar vorkommen, dass es einen richtigen Knoten in der Nabelschnur gibt, als Folge exzessiver Turnübungen.

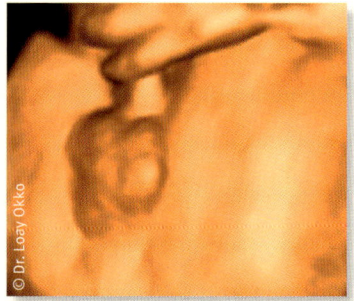

© Dr. Loay Okko

Hier ist deutlich ein Junge zu sehen.

Zwischen den Turnphasen allerdings legt der Fötus auch Ruhephasen ein und ist dann einige Stunden nicht zu spüren. Insgesamt schlafen Föten in diesem Stadium etwa 15 bis 20 Stunden pro Tag. Häufig ist der Schlaf-Wach-Rhythmus des Fötus gegenläufig zu dem der Schwangeren. Laufen Sie herum und bewegen sich viel, wird der Fötus in den Schlaf gewiegt und ruht sich aus – legen Sie sich hin, um auszuruhen, wird er aktiv. Es ist auch zu beobachten, dass der Fötus nach den Mahlzeiten aktiver ist, denn der erhöhte Zuckerspiegel im Blut der Mutter erreicht auch ihn sehr schnell und versorgt ihn mit reichlich Energie.

Jetzt folgt der Fötus Lichteindrücken mit den Augen, denn er kann hell von dunkel unterscheiden. Augenwimpern und Augenbrauen werden nun sichtbar.

Der immer größer werdende Bauch wird langsam beschwerlich. Es kann sein, dass Sie nun bei längeren Spaziergängen kurzatmig werden. Ihr Fötus drückt jetzt gegen das Zwerchfell und kann die Atmung erschweren.

So groß ist der Fötus	
AU	266 mm
FOD	102 mm
BIP	81 mm
KU	287 mm
Gewicht	1560 g
Länge	40 cm

212. Tag

Kreißsaal

Etymologisch gesehen stammt das Wort „kreißen" aus dem Mittelhochdeutschen und bedeutet „gellend schreien, kreischen, stöhnen". Im 17. Jahrhundert wurde „kreißen" dann speziell auf das Schreien der gebärenden Frau bezogen und entwickelte die Bedeutung „in Geburtswehen liegen". Im 20. Jahrhundert wurde daraus der Begriff für den Entbindungsraum im Krankenhaus, den Kreißsaal.

Der Kreißsaal ist der Raum in einem Krankenhaus, in dem Frauen mit Unterstützung der Hebamme oder eines Geburtshelfers gebären. Moderne Kreißsäle sind oft gut ausgestattet. Man findet dort

- ein spezielles Entbindungsbett,
- Geräte zur Entspannung, wie Seile, Sitzbälle oder eine Sprossenwand, ein Geburtshocker, ein Geburtsrad, einen großen Sitzball,
- eine Badewanne oder eine besondere Wanne für die Entbindung im Wasser (siehe Seite 261),
- Platz und Sitzmöglichkeit für den Vater oder eine andere Vertrauensperson,
- diverse Technik zur Überwachung von Mutter und Kind, wie z. B. ein Herzton- und Wehenschreiber (CTG) (siehe Seite 214),
- diverse Geräte zur Versorgung und Vermessung des Neugeborenen (Waage, Messband, Badewanne, Wärmekissen etc.).

Viele Kreißsäle sind wohnlich eingerichtet mit farbigen Wänden und dezentem Licht. Sie ähneln kaum noch den weiß gekachelten, grell erleuchteten Räumen, in denen noch vor 30 Jahren überwiegend entbunden wurde.

213. Tag

Dammmassage

Der Damm ist das Gewebe zwischen dem Eingang der Vagina und dem After. Obwohl dieses Gewebe sehr elastisch ist, kann es bei der Geburt des kindlichen Köpfchens dort eng werden.

Die Hebamme oder der Geburtshelfer sind immer bemüht, den Damm zu schützen, wenn aber die Wehen zu schnell kommen oder das kindliche Köpfchen zu groß ist, ist ein Dammriss nicht immer zu verhindern.

Sie können selbst versuchen, Ihren Damm schon während der Schwangerschaft elastischer und geschmeidiger zu machen.

Eine Massage mit speziellen Massageölen kann die Wahrscheinlichkeit eines Dammrisses vermindern. Mit der Massage sollte sechs bis acht Wochen vor der Geburt begonnen werden. Nehmen Sie anfänglich einen, bald zwei oder drei Finger, gehen etwa drei Zentimeter tief in die Scheide, fassen Ihren Damm und massieren mit leichtem Druck in Richtung Darm. Nehmen Sie sich täglich zwei bis fünf Minuten dafür Zeit.

Verwenden Sie nur so viel Öl, wie Sie wirklich benötigen. Achten Sie bei der Massage auf saubere Hände und eine gute Intimhygiene.

214. Tag

Symphysenlockerung

Einige Frauen berichten in der Schwangerschaft von Schmerzen im Schambereich und der Leistengegend, Rückenschmerzen, Beckenschmerzen oder Hüftschmerzen. Die Schmerzen verstärken sich, wenn sie ihre Beine spreizen, gehen, Treppen steigen oder sich im Bett bewegen. Nachts sind sie oft schlimmer als tagsüber.

Ursache für diese Schmerzen könnte eine aufgrund der Hormonumstellung erfolgte Symphysenlockerung sein. Dabei wird die knorpelige Verbindung in der Schambeinfuge gelockert bis hin zu schmerzhaften Blockierungen des Kreuzbeingelenks, die zur Instabilität im Becken führen kann.

Manchmal kann der Arzt die Symphysenlockerung feststellen. Dann wird er wahrscheinlich die Stabilisierung des Beckenringes mit einem sogenannten Beckengurt empfehlen. Dieser Beckengurt drückt die Darmbeine zusammen, entlastet das Becken und lindert recht bald den Schmerz.

Zusätzlich können physikalische Maßnahmen wie eine spezielle Wärmetherapie, Langwellenbehandlung oder eine spezielle Beckenbodengymnastik zur muskulären Stabilisierung die Therapie ergänzen. Hilfreich ist auch ein Kissen für den unteren Rücken, die Füße hochzulegen und bequeme Schuhe zu tragen.

Nach der Entbindung heilt die Symphysenlockerung fast immer von allein wieder aus.

215. Tag

Schwangerschaftsdemenz

Die humorvolle Bezeichnung „Schwangerschaftsdemenz" beschreibt das Phänomen, dass viele werdende Mütter plötzlich vergesslich und schusselig sind. Lauscht man den Gesprächen von Schwangeren unter sich, könnte man vermuten, dass es sich sogar um ein Massenphänomen handelt. Es hat zwar keinen offiziellen Namen und es ist auch nicht umfassend wissenschaftlich untersucht, aber es kommt vor und zwar häufiger, als viele glauben. „Wo habe ich den Autoschlüssel hingelegt?" – „Ich habe schon wieder vergessen, die Schuhe vom Schuster zu holen." – „Waren wir heute Abend verabredet?" Es ist verständlich, dass Sie jetzt einiges vergessen, denn Sie haben ja den Kopf mit vielen anderen Dingen voll.

Dass die Vergesslichkeit mit dem Körperumfang während der Schwangerschaft zunimmt, haben nun kanadische Forscher untersucht und eine mögliche und verblüffende Antwort auf das Phänomen gefunden. Zum einen stellten sie fest, dass Frauen, die ein Mädchen erwarten, wesentlich vergesslicher sind als werdende Mütter von Jungen. Und zum anderen fanden sie heraus, dass die mit einer Tochter Schwangeren eine deutlich höhere Konzentration des humanen Choriongonadotropins (hCG) im Blut haben, des Schwangerschaftshormons, das in der Plazenta gebildet wird. Warum das so ist, wissen die Forscher aber noch nicht.

Fest steht allerdings, dass eine etwaige verminderte Fähigkeit, sich zu erinnern oder zu konzentrieren, während der Schwangerschaft kein Grund zur Sorge ist, denn nach der Entbindung stellt sich recht bald wieder das „normale" Gedächtnis ein.

216. Tag

Vorzeitige Wehen

Wehen, die vor der 37. Schwangerschaftswoche auftreten, gelten als vorzeitige Wehen.

Während der ganzen Schwangerschaft und vor allem in den letzten Wochen kann es immer wieder zu leichten Gebärmutterkontraktionen kommen. Das ist normal und kein Grund zur Sorge. Treten diese Kontraktionen vor der 37. Schwangerschaftswoche auf, werden stärker und wiederholen sich über einen längeren Zeitraum in kurzen Abständen (häufiger als dreimal stündlich), kann es sich um vorzeitige Wehen handeln.

Es gibt viele verschiedene Ursachen für eine vorzeitige Wehentätigkeit, zum Beispiel körperlicher und seelischer Stress, eine Plazentainsuffizienz und Scheideninfektionen. Übrigens haben Raucherinnen ein höheres Risiko für frühzeitige Wehen.

Bei vorzeitigen Wehen ist unbedingt ärztliche Hilfe angesagt. Gehen Sie zu Ihrem behandelnden Arzt, oder wenn die Wehen außerhalb der Sprechstunden auftreten, lassen Sie sich im Krankenhaus untersuchen.

Je früher die Wehen auftreten, umso mehr wird man versuchen, die Geburt noch einige Wochen hinauszuzögern, damit das Kind Zeit hat, sich zu entwickeln.

217. Tag

Vom Gebärstuhl zum Entbindungstisch

Früher haben die meisten Frauen kniend, hockend, stehend oder sitzend entbunden – fast nie liegend. Dies ist anhand zahlreicher historischer Funde, Abbildungen bzw. Beschreibungen gebärender Frauen dokumentiert.

Zur Unterstützung der hockenden Gebärhaltung gibt es in den verschiedenen Kulturkreisen ähnlich funktionierende Gebärhocker.

In unserem Kulturkreis galt der Geburtshocker bis zur Mitte des 18. Jahrhunderts als unverzichtbare Ausrüstung der meisten Hebammen. Reiche Haushalte besaßen eigene reich verzierte Geburtshocker, zu den ärmeren Familien nahm die Hebamme ihren eigenen Hocker mit.

Dann, als die Männer in die Frauendomäne der Geburtshilfe eindrangen, veränderte sich einiges – u. a. auch die Gebärposition. In der deutschen akademischen Geburtshilfe der vergangenen beiden Jahrhunderte wurde fast ausschließlich die Rückenlage als schulmäßige Position gelehrt. Damit die Ärzte schneller und besser an die kreißende Frau herankamen, wurden schließlich auch hochtechnisierte Entbindungsbetten entwickelt. Diese Betten schränken die Bewegungsfreiheit der Gebärenden extrem ein, denn sie ermöglichen es den Frauen, nur im Liegen zu entbinden, obgleich in fast allen Kulturen die als natürlich geltende vertikale Gebärhaltung dominiert.

Der Trend geht aber nun wieder weg vom Entbindungsbett, denn neuere Untersuchungen belegen, dass sich nicht nur die Geburt verkürzt, sondern auch die Sauerstoffversorgung des Kindes in den meisten Fällen verbessert ist, wenn die lange übliche Rückenlage vermieden wird.

218. Tag

Der Fötus nach 29 Wochen

Aus der primitiven Ohrmuschel des Fötus hat sich nun die differenzierte Form gebildet, mit der der Fötus schließlich geboren wird. Nur das Ohrläppchen muss noch weiterwachsen. Das äußere Ohr hat seine endgültige Lage seitlich am Kopf etwa in Augenhöhe eingenommen. Mittlerweile sind auch die Finger- und Zehennägel komplett herangewachsen.

Die fünf Sinne funktionieren schon: Der Fötus kann tasten, riechen, schmecken, sehen und hören.

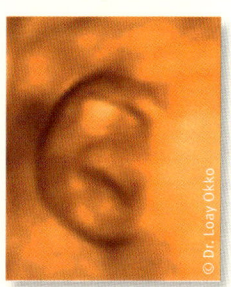

© Dr. Loay Okko

Der Fötus wächst, und es wird für ihn zunehmend enger in der Gebärmutter. Meist hat er seine Beine eng an seinem Körper angezogen. Die meisten Föten haben jetzt schon ihre endgültige Geburtsposition eingenommen. Der Kopf liegt nach unten in Richtung des mütterlichen Beckens.

Das Ohr hat nun eine differenzierte Form.

Nach 29 Wochen der Schwangerschaft wird für Sie alles etwas mühsamer. Das nun erreichte Gewicht kann zu Rückenbeschwerden und schweren Beinen führen. Die wachsende Gebärmutter drückt auf die Verdauung und die Lunge. Trotzdem oder gerade deshalb sollten Sie sich weiterhin viel bewegen. Spaziergänge, kleine Radtouren, Schwimmen – das alles regt den Kreislauf und die Verdauung an und stärkt die Rückmuskulatur.

So groß ist der Fötus	
AU	277 mm
FOD	105 mm
BIP	83 mm
KU	296 mm
Gewicht	1751 g
Länge	41 cm

219. Tag

Die programmierte Geburt

In den 1980er Jahren wurde die sogenannte „programmierte Geburt" als Spitzenleistung der modernen Geburtshilfe gepriesen. Die Schwangeren wurden an einem bestimmten Wochentag morgens nüchtern in die Klinik bestellt, um dort nach Terminkalender ihre Kinder zu gebären.

Mit Hilfe eines Wehentropfs, über den das künstliche Hormon Oxytocin in den Blutkreislauf der Frau verabreicht wurde, leiteten Ärzte dann die Geburt ein. So konnte der Zeitpunkt der Geburt relativ genau festgelegt werden. Die terminierte Geburt passte besser in den Organisationsplan der Krankenhäuser, in den Zeitplan der betreffenden Familie – oder auch in die Freizeitgestaltung des Chefarztes.

Dass Wehen, die mit Oxytocin eingeleitet werden, als deutlich schmerzhafter empfunden werden, weil sie in sehr kurzen Abständen kommen und kaum Zeit zum Atemholen und Entspannen bleibt, wurde hingenommen. Dass dadurch häufiger schmerzstillende Medikamente verabreicht werden mussten, die auch in den Kreislauf des Kindes gelangen, nahm man ebenfalls in Kauf. Auch dass die Frauen aufgrund der Medikamentengabe und der permanenten apparativen Überwachung gezwungen waren, während der ganzen Entbindung mehr oder weniger unbeweglich auf dem Rücken zu liegen, nahmen die Frauen hin. So schaffte sich der medizinische Fortschritt seine Probleme selbst.

Noch 1977 schreibt die Zeitschrift „Eltern": „Die künstliche Geburtseinleitung setzt sich immer mehr auch bei Frauen durch, deren Schwangerschaft ganz normal verlaufen ist. Im Kreißsaal ist Platz, auf der Wochenstation ist ein Bett reserviert."

Heute mutet diese terminierte Geburtsplanung antiquiert an. Man geht lieber wieder den natürlichen Weg und überlässt es weitestgehend der Natur, wann und wie ein Kind geboren wird.

220. Tag

Geburtshäuser

Gegen Ende der 1970er Jahre hatte die Apparategynäkologie mit ihren (häufig programmierten) technisierten Entbindungen in kühler Klinikatmosphäre ihren Höhepunkt erreicht. Hebammen waren zu medizinischen Hilfskräften degradiert.

Angesichts der stärker werdenden Frauenbewegung waren immer mehr werdende Mütter nicht mehr bereit, sich wie unmündige Kranke behandeln zu lassen. Die Hausgeburten nahmen wieder zu, und es entstanden die ersten Geburtshäuser. Unterstützt wurde die Bewegung von Sheila Kitzinger, Grantly Dick-Read und Frédérick Leboyer, die sich dafür einsetzten, dass sowohl die emotionalen Bedürfnisse der werdenden Mutter als auch die des Kindes wieder stärker in den Vordergrund gerückt wurden.

Ein Geburtshaus ist in der Regel eine selbstständige Einrichtung, die sich als frauen- und familienorientiertes ambulantes Entbindungszentrum versteht. Die Wünsche der Frau und ihrer Angehörigen werden hier ernst genommen und stehen im Vordergrund und Mittelpunkt. Im Geburtshaus liegt die Geburtshilfe in der Verantwortung einer Hebamme; häufig kann für Notfälle ein Arzt hinzugerufen werden. Die meisten Geburtshäuser bieten Beratung und Betreuung schon vor der Schwangerschaft, während der Geburt und auch während des Wochenbettes an. Fast immer werden die anfallenden Entbindungskosten von der Krankenkasse übernommen.

Wo sich das nächste Geburtshaus in Ihrer Nähe befindet, erfahren Sie u. a. beim Netzwerk der Geburtshäuser, deren Geschäftsstelle sich in Frankfurt am Main befindet.

Netzwerk der Geburtshäuser e. V.
Verein zur Förderung der Idee
der Geburtshäuser in Deutschland e. V.
Geschäftsstelle
Kasseler Str. 1a, 60486 Frankfurt/Main
Tel. 069 71034475 , Fax 069 71034476
www.geburtshaus.de

221. Tag

Kaiserschnitt

Der Kaiserschnitt (Sectio caesarea) ist eine geburtshilfliche Operation während der Schwangerschaft, die zur Entbindung des Kindes führt. Die Bauchhöhle und die Gebärmutter werden unter Narkose aufgeschnitten und das Kind entbunden.

Es gibt verschiedene Möglichkeiten der Betäubung bei einem Kaiserschnitt: eine Vollnarkose oder eine örtliche Betäubung.

Während früher ein Kaiserschnitt ausschließlich aus medizinischen Gründen durchgeführt wurde, um Gefahren von Mutter und Kind abzuwehren, gibt es heute den sogenannten Wunschkaiserschnitt (siehe Seite 235), der nicht aus medizinischen Erwägungen, sondern nur auf Wunsch der Mutter durchgeführt wird.

Verschiedene Gründe können einen Kaiserschnitt notwendig machen. Unter anderem wenn das Kind übermäßig groß ist, wenn die vaginale Geburt für Mutter oder Kind zu gefährlich wäre, z. B. bei einem Nabelschnurvorfall, wenn sich der Mutterkuchen vorzeitig löst, bei einer HIV- oder einer akuten Herpes-Genitalis-Infektion (siehe Seite 104) und bei verschiedenen Lageanomalien des Kindes entschließt man sich häufig dazu, das Kind mittels Kaiserschnitt zu entbinden.

In Deutschland kommen heute etwa 28 Prozent der Kinder mit Kaiserschnitt zur Welt. Eine Entbindung per Kaiserschnitt geht mit einem leicht erhöhten Komplikationsrisiko für die Mutter und mit einem erhöhten Risiko einer Totgeburt einher. Auch das Risiko von Atemstörungen für das Kind ist nach einem Kaiserschnitt höher. Diese Risiken sind aber immer abzuwägen gegen die anderen Risiken, die bestehen, wenn der Kaiserschnitt nicht durchgeführt wird.

222. Tag

Wunschkaiserschnitt

Dass immer mehr Babys in den Industrienationen per Kaiserschnitt entbunden werden, liegt auch daran, dass immer mehr Mütter sich für einen Wunschkaiserschnitt entscheiden.

Der sogenannte Wunschkaiserschnitt wird nicht aus medizinischen Erwägungen, sondern nur auf Wunsch der Mutter durchgeführt. Es gibt Frauen, die möchten den Stress der Geburt vermeiden, haben Angst vor einer vaginalen Entbindung oder möchten die Entbindung selbst terminieren. Sie entscheiden sich in Absprache mit der Klinik für einen geplanten Kaiserschnitt, bei dem das Baby vor Einsetzen der Wehen auf operativem Wege entbunden wird.

Bei der Überlegung, ob Sie mit Hilfe eines Kaiserschnitts entbinden möchten, sollten Sie auch bedenken, dass Sie durch den operativen Eingriff ohne medizinische Notwendigkeit zur Patientin und zumindest vorübergehend zu einer pflegebedürftigen Frau werden und in jedem Fall noch mindestens einige Tage Hilfe brauchen werden. Die Entscheidung für einen terminierten Kaiserschnitt sollte daher wohl überlegt sein.

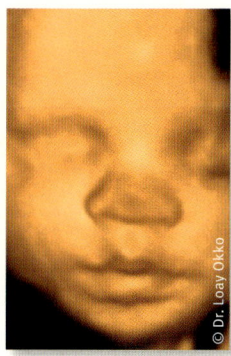

© Dr. Loay Okko

Ein geplanter Kaiserschnitt hat Vor- und Nachteile für Mutter und Kind.

223. Tag

Entbindungsplan

Wenn es denn einmal so weit ist und Sie mit Wehen im Kreißsaal sind, stehen zahlreiche Entscheidungen an, die Sie fällen können bzw. müssen. Diese Entscheidungen sind leichter zu treffen, wenn Sie sich zuvor schon in Ruhe mit den Themen beschäftigt haben, die es zu entscheiden gilt. Legen Sie schriftlich nieder, was Ihnen bei der Entbindung wichtig ist, und besprechen Sie diese Punkte frühzeitig mit dem Geburtshelfer.

- Wie wünschen Sie den Geburtsbeginn?

  Sind Sie mit einer Einleitung einverstanden?   Ja/Nein

  Legen Sie Wert auf einen spontanen Geburtsbeginn?   Ja/Nein

- Wünschen Sie eine elektronische Dauerüberwachung
  der kindlichen Herztöne?   Ja/Nein

  Oder ist es Ihnen wichtiger, auf Ihre eigenen
  Körpergefühle zu achten, ohne ständige Beeinflussung
  der elektronischen Überwachung?   Ja/Nein

- Möchten Sie einen Dammschnitt?   Ja/Nein

  Oder gehen Sie das Risiko ein, dass der Damm
  unter der Geburt reißt (siehe Seite 271)?   Ja/Nein

- Legen Sie Wert darauf, unter der Geburt die Geburts-
  haltung frei zu entscheiden und gegebenenfalls im Hocken,
  im Vierfüßerstand oder Stehen zu entbinden,
  oder sind Sie einverstanden im Liegen zu entbinden?
  Freie Haltungswahl   Ja/Nein

  Liegen ist ok.   Ja/Nein

- Möchten Sie frühzeitig eine wirksame Schmerztherapie?   Ja/Nein

- Kommt eine Periduralanästhesie in Frage
  (siehe Seite 269)?   Ja/Nein

- Sind Sie mit einem Einlauf und einer Rasur
  einverstanden?   Ja/Nein

224. Tag

Einlauf und Rasur

In vielen Krankenhäusern wird ungefragt ein Darmeinlauf verabreicht und die Schambehaarung vor der Entbindung rasiert.

Der Einlauf wird durchgeführt, weil dadurch angeblich die Wehentätigkeit stimuliert wird und ein leerer Darm das Tiefertreten des kindlichen Kopfes erleichtert. Darüber hinaus glauben viele Ärzte, dass durch Einläufe die Infektionshäufigkeit von Müttern und Kindern reduziert wird. Einläufe werden jedoch häufig als unangenehm und vor allem als peinlich empfunden und sind mit einem Verletzungsrisiko verbunden.

Zwei randomisierte, kontrollierte Studien (Romney u. Gordon 1981, Drayton u. Rees 1984) kamen zu dem Ergebnis, dass ein Darmeinlauf keine Auswirkungen auf die Geburtsdauer, die Häufigkeit neonatologischer Infektionen oder Wundinfektionen im Dammbereich hat.

Die Rasur der Schamhaare soll angeblich die Infektionshäufigkeit verringern und die Wundversorgung erleichtern. Tatsächlich gibt es aber es gibt keine wissenschaftlichen Belege zur Unterstützung dieser Behauptungen (Johnston u. Sidall 1992, Kantor et al 1965). Das Infektionsrisiko ist nicht verringert, und das Nachwachsen der Haare ist vielen Frauen unangenehm, daher ist es mehr als fraglich, ob ein solcher Eingriff überhaupt durchgeführt werden sollte.

225. Tag

Der Fötus nach 30 Wochen

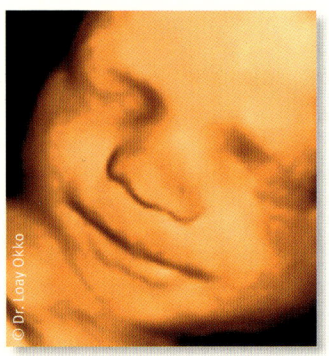

Der Fötus inhaliert nun regelmäßig Fruchtwasser.

Je näher der Geburtstermin kommt, umso mehr Fettgewebe lagert der Fötus unter seiner Haut ein. Es dient ihm nach der Geburt als Energielieferant und als Wärmespeicher.

Um die Lungen zu trainieren und das Atmen zu üben, inhaliert der Fötus nun regelmäßig Fruchtwasser.

Viele Kinder haben jetzt schon einen ordentlichen Haarschopf, andere haben noch sehr wenig Haare und bleiben auch noch einige Zeit nach der Geburt kahlköpfig. Ob und wann sich wie das Haupthaar entwickelt, wird vererbt.

Es bildet sich nun auch der Saugreflex aus, der es dem Neugeborenen ermöglicht, rhythmisch an der Brustwarze zu saugen.

Der Kalzium-Spiegel im Blut des Fötus ist nun höher als Ihr eigener, denn die Plazenta holt aus Ihrem Blut alle Reserven für die kindliche Knochenentwicklung heraus. Essen und trinken Sie viele Milchprodukte, um den Bedarf zu decken. Ein Kalziummangel kann sich unter anderem durch Muskelschwäche, Zahnfleischentzündungen oder Haarausfall bemerkbar machen.

Weil der Fötus jetzt auch immer größer wird, bleibt ihm immer weniger Platz zum Turnen. Sie werden daher die Bewegungen des Kindes möglicherweise seltener spüren.

So groß ist der Fötus	
AU	287 mm
FOD	107 mm
BIP	86 mm
KU	304 mm
Gewicht	1950 g
Länge	43 cm

226. Tag

Was soll direkt nach der Geburt geschehen?

Gehen wir mal davon aus, dass es so sein wird, wie es meistens ist: Die Geburt ist gut verlaufen, und das Baby ist gesund. Schon stehen die ersten verantwortungsvollen Entscheidungen an, die Sie zum Wohl des Kindes und zu Ihrem eigenen treffen müssen.

Sie entscheiden, wie Ihre ersten Stunden mit dem Baby aussehen sollten, und es gibt einige medizinische Entscheidungen, die zu treffen sind und über die Sie sich mit Ihrem Partner frühzeitig Gedanken machen können:

- Wer soll das Kind abnabeln und wann soll das geschehen?
- Soll das Baby unmittelbar nach der Geburt auf Ihren Bauch gelegt oder erst einmal gewaschen und angezogen werden?
- Soll das Baby zur Vermeidung einer möglichen Infektion prophylaktisch ein Medikament in die Augen geträufelt erhalten?
- Vitamin K und Fersenblutentnahme? Prophylaktisch erhalten alle gesunden Neugeborenen, leider meist ohne die Eltern zu fragen oder sie über die damit verbundenen Risiken zu informieren, eine Vitamin-K-Spritze, zur Vorbeugung einer Vitamin-K-Mangelerkrankung. Und es wird den Neugeborenen Blut abgenommen, um sie auf eine Stoffwechselerkrankung zu testen.
- Soll das Kind auch ein Fläschchen bekommen oder nur gestillt werden?
- Sollen alle Maßnahmen am Baby in Ihrer Gegenwart geschehen?
- Möchten Sie mit dem Baby (und dem Partner) nach der Geburt allein sein oder sich erst mal erholen, während das Baby auf der Säuglingsstation versorgt wird?

227. Tag

Kinderwagen

Tornado Elegance, Hero 09, Saturn, Monsun, Zapp, Candy Plus, Run 6 oder Jet – das sind keine Planeten oder Flugzeugnamen, sondern die Markennamen von Kinderwagen. Das Angebot auf dem Markt ist riesig und unüberschaubar, es gibt verschiedene Modelle, in denen Babys herumgefahren werden, Kinderwagen, Sportwagen, Buggys, Babywagen, Jogger usw.

Überlegen Sie sich frühzeitig, ob Sie überhaupt einen Kinderwagen benötigen. So manche Eltern haben ein teures Gefährt gekauft und tragen ihr Baby viel lieber am Körper mit sich herum. Falls Sie aber einen Kinderwagen kaufen möchten, überlegen Sie gut, für welchen Zweck Sie ihn brauchen. Einige sind hervorragend für die Fahrt auf Kopfsteinpflaster und im Wald geeignet, andere kann man besonders gut in öffentliche Verkehrsmittel mitnehmen. Wieder andere, sogenannte Kombikinderwagen versprechen, dass sie für (fast) jedes Alter und jeden Zweck geeignet sind. Hier kann man eine Babyschale durch einen Kindersitz austauschen, sodass das Fahrgestell mitwächst. Derartige Kinderwagen sind aber von der Stiftung Warentest als höchstens befriedend bewertet worden.

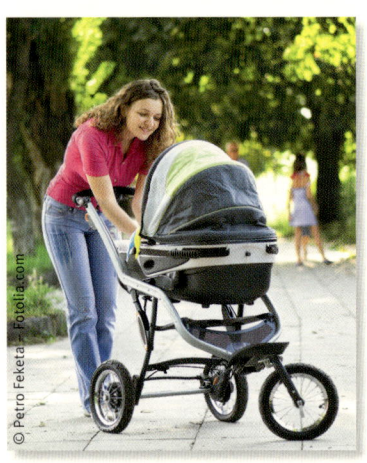

© Petro Feketa – Fotolia.com

Wenn Sie wissen, für welchen Zweck der Kinderwagen eingesetzt werden soll, ist es ratsam, sich nicht nur in einem Fachgeschäft beraten zu lassen, sondern auch die aktuellen Testberichte zu durchstöbern. Die Preis- und Qualitätsunterschiede sind bei diesen Produkten erheblich.

Vor dem Kauf die aktuellen Testberichte lesen.

228. Tag

Das Kind will getragen werden

Zwei Drittel der Weltbevölkerung tragen ihre Babys. Nachdem gegen Ende des 19. Jahrhunderts der Kinderwagen durch Queen Victoria hoffähig gemacht wurde, war das Tragen von Babys nur etwas für arme Menschen. Babys wurden in Bettchen abgelegt und im Kinderwagen vor sich hergeschoben.

Biologisch gehören Menschen zu den Traglingen. Im Gegensatz zu den Nesthockern wie den Vögeln oder den Nestflüchtern wie den Pferden wurden Menschenbabys früher überallhin beim Sammeln und Jagen mitgenommen.

Um ein Baby längere Zeit bequem zu tragen, brauchen Sie eine Tragehilfe. Neben Tragetüchern gibt es verschiedene mehr oder weniger sinnvolle Tragesäcke, Trageschlingen oder Tragegestelle. Womit auch immer, das Tragen im Tuch kommt dem natürlichen Bedürfnis von Säuglingen nach Körpernähe wie auch dem der Eltern nach Flexibilität und Mobilität entgegen. Eine gute Tragehilfe stützt das Baby und verteilt sein Gewicht. Sie umschließt gleichmäßig die Körper des Babys und des Erwachsenen. Sie sollte verschiedene Tragepositionen ermöglichen und gestatten, dass das Baby liegend oder aufrecht, vorne, seitlich und auf dem Rücken transportiert werden kann, und sie sollte stufenlos verstellbar sein.

Die unterschiedlichen Knüpftechniken erlauben es, das Baby von Geburt an bis zum dritten Lebensjahr mit ein und demselben Tuch bequem herumzutragen.

© DIDYMOS Erika Hoffmann GmbH

Ein Tragetuch kommt dem Bedürfnis nach Körpernähe entgegen.

229. Tag

Babys Zimmer

Die meisten Schwangeren haben gerade gegen Ende der Schwangerschaft große Lust, das Kinderzimmer schon für den neuen Mitbewohner einzurichten. Die Wände werden tapeziert oder gestrichen, neue Möbel angeschafft und alles wird fürs Baby vorbereitet.

Denken Sie daran, diese Arbeiten schon frühzeitig durchzuführen, damit ggf. die Wände und die Farbe trocken sind und keine unangenehmen Gerüche ausdünsten, wenn Sie mit Ihrem Baby nach Hause kommen.

In den ersten Jahren ist das Kinderzimmer eher ein Arbeitszimmer für die Eltern. Wenn Sie einen Tisch oder eine Kommode zum Wickeln vorbereiten, achten Sie darauf, dass die „Arbeitsfläche" hoch genug ist und Sie und Ihr Partner (!) gut und aufrecht daran stehen und das Baby wickeln können, ohne den Rücken zu beugen. Wenn Sie ein Winterbaby bekommen, mag es hilfreich sein, wenn über dem Wickeltisch eine Wärmelampe angebracht wird, damit Sie sich beim Umkleiden des Babys nicht zu sehr beeilen müssen.

Denken Sie daran, dass viele Babys zumindest in den ersten Wochen, Monaten und Jahren noch bei den Eltern im Schlafzimmer schlafen. Und auch wenn die Kinder größer werden, sind sie meist viel lieber dort, wo auch die Mutter sich aufhält und nicht in einem eigenen „Spielzimmer". Das Kinderzimmer wird für Kinder erst interessant, wenn sie mit anderen Kindern gemeinsam spielen – also ab dem dritten oder vierten Lebensjahr. Vorher sollte das Kinderzimmer so eingerichtet sein, dass es für Sie bequem und nützlich ist.

230. Tag

Windeln

„Die Windel ist ein körpernah eingesetzter Saugkörper zur Aufnahme von Urin und Kot", so die Erklärung bei Wikipedia.

Es ist sinnvoll, sich schon früh mit dem Thema Windeln zu beschäftigen. Nach der Entbindung werden Sie mindestens anderthalb bis drei Jahre damit beschäftigt sein, irgendwie die Ausscheidungen Ihres Säuglings aufzufangen – es sei denn, Sie schließen sich der Bewegung „Windelfrei" an (siehe Seite 244).

Man unterscheidet zwischen Einmalwindeln (umgangssprachlich Pampers genannt) und Mehrwegwindeln. Für welche man sich entscheidet, ist vor allen Dingen eine Glaubensfrage, aber auch finanzielle und ökologische Aspekte sind zu beachten. Hier finden Sie eine Gegenüberstellung, die für den Zeitraum von 2,5 Jahren gemacht wurde:

	Wegwerfwindeln	Mehrfachwindeln
Kosten	ca. 1.000 – 1.500 Euro, dazu kommen erhöhte Müllgebühren	ca. 500 – 700 Euro beim Selberwaschen oder ca. 1.500 Euro für Windeldienst
Verbrauch	ca. 5 000 Windeln = 1,6 Tonnen Müll	ca. 10 Stoffwindeln
Verträglichkeit	mittel bis sehr gut	sehr gut
Handhabung	meist sehr gut	je nach System mittel bis sehr gut
Geruch	kann unangenehm sein	meist nicht unangenehm
Flüssigkeitsaufnahme	markenabhängig	nicht immer optimal
Auf Reisen	einfach	aufwendig
Müllaufkommen	sehr hoch	gering
Umweltbelastung	sehr hoch	gering
Woher?	im Drogeriemarkt oder Supermarkt zu kaufen	im Babyladen zu kaufen oder bei Windeldiensten zu mieten

231. Tag

Windelfrei

Eine weltweite Bewegung will zeigen, dass Babys auch ohne Windeln aufwachsen können. Die „TopfFit"- oder „Windelfrei"-Anhänger gehen davon aus, dass das Baby der Mutter oder dem Vater mitteilt, wenn es „muss". Macht sich das Baby bemerkbar, kann der Erwachsende dem Baby bei seinen Ausscheidungen behilflich sein, in dem er es über einem Gefäß (einer Schüssel, einem Töpfchen, dem WC) oder einem Busch oder Rasenstück abhält.

Das Baby wird dabei in einer abgestützten Hockposition gehalten. TopfFit-Anhänger gehen wie viele Naturvölker davon aus, dass das Baby von Geburt an weiß, dass sich da unten bei ihm irgendetwas tut und es auch mitteilt. Sie glauben, dass das Baby nur dann lernt, in die Windeln zu machen, wenn niemand auf sein Bedürfnis eingeht – und später muss es dann wieder mehr oder weniger aufwendig umlernen, dass die Ausscheidungen eigentlich nicht in die Windel, sondern ins WC gehören.

Ein windelfreies Baby klingt nach viel Arbeit: Ständig hinterherwischen, ständig zur Toilette rennen – aber die meisten Eltern, die ihr Baby windelfrei aufwachsen lassen, berichten, dass sie sehr schnell lernen, mit der Situation umzugehen, und dass es schließlich sehr einfach wird, das Baby zur rechten Zeit abzuhalten.

Mehr Infos finden Sie im Internet: www.topffit.de

Lesetipp
Ingrid Bauer: Es geht auch ohne Windeln!,
Kösel 2008

232. Tag

Der Fötus nach 31 Wochen

Die Fingernägel des Fötus sind weiter gewachsen und schon so lang, dass sie erkennbar über die Fingerkuppen hinausragen. Sie werden zunehmend härter, und der Fötus kann sich jetzt schon selbst kratzen.

Nun nimmt der Fötus pro Woche etwa 200 Gramm zu. Der Platz in der Gebärmutter wird immer knapper. Er reicht nur noch für einfache Drehungen zur Seite. Nun können sich die ersten Senkwehen einstellen, mit deren Hilfe das kindliche Köpfchen tief in das Becken rutscht.

Neun von zehn Föten liegen jetzt mit dem Kopf nach unten in der optimalen Geburtsposition. Falls der Fötus aber falsch herum oder quer liegt, kann der Frauenarzt versuchen, mit Hilfe einiger Handgriffe von außen den Fötus dazu zu bewegen, sich in die gewünschte Geburtsposition, nämlich mit dem Kopf nach unten, zu drehen.

Falls Sie jetzt hin und wieder ein klein wenig Flüssigkeit verlieren, sich aber nicht sicher sind, ob es sich um Urin handelt, weil der Fötus zu sehr auf die Blase drückt, oder ob schon kleine Mengen an Fruchtwasser abgehen, kann der Arzt Ihnen für solche Fälle ein Teststäbchen mitgeben, mit dessen Hilfe Sie den Unterschied zwischen Urin und Fruchtwasser selbst feststellen können.

So groß ist der Fötus	
AU	297 mm
FOD	110 mm
BIP	88 mm
KU	311 mm
Gewicht	2162 g
Länge	45 cm

233. Tag

Mutterschutzfrist

Laut Mutterschutzgesetz (MuSchG) darf eine werdende Mutter in den letzten sechs Wochen bis zum errechneten Entbindungstermin nicht beschäftigt werden, es sei denn, dass sie sich zur Arbeitsleistung ausdrücklich bereit erklärt. Diese Erklärung kann jederzeit widerrufen werden.

Die Schutzfrist endet acht Wochen nach der Entbindung.

Somit haben alle Arbeitnehmerinnen einen Anspruch auf eine Mutterschutzfrist von insgesamt mindestens 14 Wochen.

Bei einer Früh- oder Mehrlingsgeburt verlängert sich der Mutterschutz nach der Entbindung auf zwölf Wochen. Falls der errechnete Geburtstermin überschritten wird, verlängert sich die Schutzfrist um diesen Zeitraum.

In dieser Zeit nach der Entbindung besteht absolutes Beschäftigungsverbot.

Frauen haben während der Mutterschutzfristen Anspruch auf Mutterschaftsgeld (siehe Seite 194).

234. Tag

Frédérick Leboyer

Frédérick Leboyer (geboren 1918) ist ein französischer Geburtshelfer, der die sanfte Geburtsmedizin in den Industriestaaten eingeführt hat. Seine Idee war es, dass Neugeborene liebevoll und ohne unnötigen Stress aus der Geborgenheit des Mutterleibes auf die Welt gebracht werden sollen. Sie sollen sich langsam an die körperliche Veränderung gewöhnen dürfen. Dazu gehören folgende Maßnahmen:

- Das Entbindungszimmer ist besonders warm und das Licht gedämpft, damit sich das Kind an den Übergang gewöhnen kann.
- Unmittelbar nach der Geburt wird das Neugeborene der Mutter auf den Bauch gelegt, damit es die Wärme spürt und den mütterlichen Herzschlag hört. So kann es sich von den Strapazen der Geburt erholen. Erst nachdem sich Mutter und Kind kennengelernt und entspannt haben, wird das Neugeborene gewaschen und angezogen.
- Die Nabelschnur wird nicht unmittelbar nach der Geburt durchtrennt. Erst wenn sie auspulsiert hat, wird sie durchtrennt. So soll dem Kind die Umstellung auf die selbstständige Atmung leichter fallen.

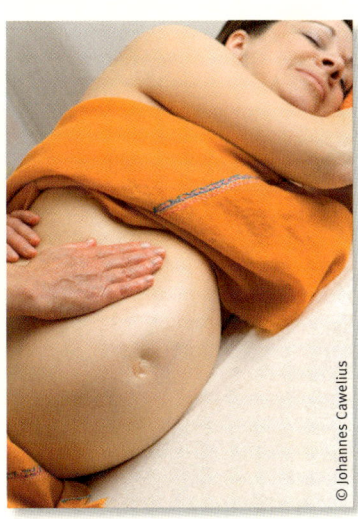

© Johannes Cawelius

Die sanfte Geburtsmedizin wurde von Leboyer begründet.

> **Lesetipp**
> Frédérick Leboyer, Sanfte Hände:
> Die traditionelle Kunst der indischen
> Baby-Massage, Kösel 2008

235. Tag

Babyautositze

Babys werden im Auto am sichersten entgegengesetzt zur Fahrtrichtung in eigens dafür vorgesehenen Babyschalen transportiert. Der sicherste Ort für das Baby ist die Rückbank.

Je nach Alter und Gewicht werden die Babyschalen in unterschiedliche Gruppen eingeteilt.

Für Neugeborene werden Babyschalen der Gruppe 0+ angeboten, die sich für Babys bis zu einem Gewicht von 13 Kilogramm eignen. Laut Stiftung Warentest ist es empfehlenswert, dass die Liegefläche etwa 78 bis 80 Zentimeter lang und 35 Zentimeter breit sein sollte.

Babyschalen können auch auf dem Beifahrersitz montiert werden. Dort dürfen sie aber nur dann angebracht werden – übrigens auch meist nur rückwärts –, nachdem der Airbag abgeschaltet worden ist. Nicht alle Airbags kann man ein- und abschalten. Falls ein Airbag nicht abzuschalten ist, muss das Baby zwangsläufig hinten sitzen. Ein Airbag, der bei einem Unfall explodiert, ist für das Baby lebensgefährlich und kann es erdrücken.

Achten Sie darauf, dass die Babyschale gut sitzt, für das Alter und das Gewicht des Babys zugelassen ist, und dass sie gut passt. Die Hosenträgergurte der Babyschale müssen eng am Körper anliegen. Ziehen Sie daher dicke Jacken besser aus. Achten Sie darauf, dass die Gurtschlösser richtig eingerastet sind.

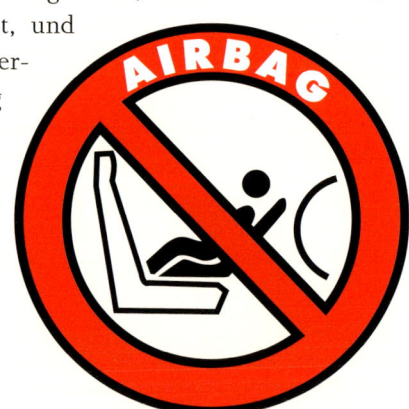

Wenn dieses Logo in Ihrem Auto auf einen Airbag hinweist, so sollten Sie hier keinen Kindersitz befestigen.

236. Tag

Solarium

Gerade in der Winterzeit möchten viele junge Frauen nicht auf die gewohnten Besuche im Solarium verzichten. Während der Schwangerschaft ist aber erhöhte Vorsicht geboten. Die Europäische Norm EN 60335-2-27 empfiehlt:

„Kinder und Jugendliche sowie Menschen mit besonders UV-empfindlicher Haut (Hauttyp 1) gehören nicht in ein Solarium! Auch schwangere Frauen sollten sich nicht besonnen."

Ein Grund für diese Sicherheitsempfehlung ist die veränderte Pigmentierung der Haut während der Schwangerschaft. Die Haut kann unter der Sonneneinstrahlung anders reagieren, als Sie es gewohnt sind. Es kann zu unschönen dunklen Flecken kommen, die sich lange Zeit halten und unter Umständen nicht wieder verschwinden.

Wenn Sie jetzt keinesfalls auf Ihre regelmäßigen Solariumsbesuche verzichten möchten, sollten Sie aber verstärkt darauf achten, dass die Anlagen, die Sie benutzen, TÜV-geprüft und auf den neuesten Stand der Technik sind.

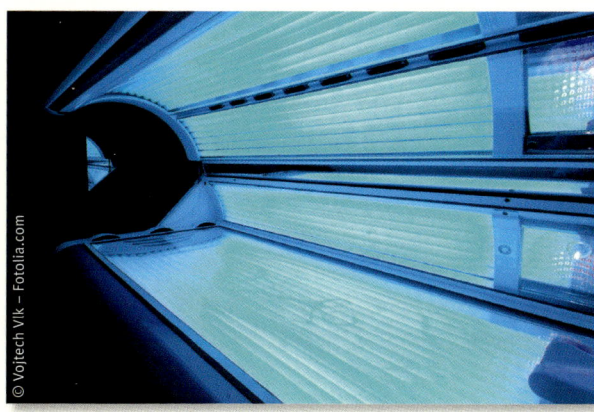

© Vojtech Vlk – Fotolia.com

Die Haut reagiert während der Schwangerschaft anders auf das Solariumlicht.

237. Tag

3D- und 4D-Ultraschall

Die Idee, Strukturen durch Schall sichtbar zu machen, wurde während des ersten Weltkrieges vom Militär zur Ortung von Unterseebooten entwickelt. Die Intensität der Schallwellen war damals noch so stark, dass die von ihnen getroffenen Fische zerplatzten – das Verfahren eignete sich damals also noch nicht für medizinische Anwendungen.

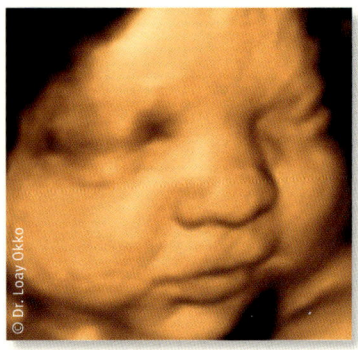

© Dr. Loay Okko

Auf modernen Ultraschallgeräten kann man fötale Bewegung dreidimensional sehen.

Heute ist die Untersuchung mit (Ultra-)Schallwellen, die Sonografie, unverzichtbarer Bestandteil der medizinischen Diagnostik und wird gerade in der Schwangerschaftsvorsorge eingesetzt.

In den 60er Jahren des vergangenen Jahrhunderts konnten erfahrene Ärzte mit sehr teuren Geräten zweidimensionale Bilder aus dem Inneren des Körpers erzeugen. Dann gab es Untersuchungen, die räumliche Bilder lieferten, die 3D-Ultraschalluntersuchungen, und mittlerweile gibt es auch den 4D-Ultraschall, auch „Live 3D" genannt. Das bedeutet drei Dimensionen zuzüglich der zeitlichen Dimension.

Der 4D-Ultraschall (4D-Sonografie) ist eine Technik, die es ermöglicht, Strukturen im Körper dreidimensional in Bewegung zu sehen, also fötale Bewegungen und fötales Verhalten.

Nicht jeder Gynäkologe hat ein 3D- oder 4D-Ultraschallgerät. Es wird heute meist nur in besonderen Zentren für die Feindiagnostik eingesetzt, wenn der Arzt überprüfen will, ob und welche Auffälligkeiten der Fötus aufweist.

238. Tag

Kindslage

Während sich der Fötus in den ersten Wochen und Monaten im Fruchtwasser frei bewegen und sogar Purzelbäume schlagen konnte und auch mehrfach am Tag die Position wechselte, wird es jetzt eng für ihn. Nun begeben sich die meisten Föten schon in die Lage, die sie später bei der Geburt einnehmen, nämlich die sogenannte Kopf- oder Schädellage. Hierbei liegt der Kopf unten und das Kinn auf die Brust gedrückt.

Die Bezeichnung der Kindslage geht vom Verhältnis der Längsachse des Kindes zur Längsachse der Gebärmutter aus.

Liegt der Kopf unten, so nennt man dies Schädel- oder Kopflage, wobei man hier unterscheidet zwischen Hinterhaupt-, Vorderhaupt-, Stirn- und Gesichtslage. Die Hinterhauptlage ist die am häufigsten vorkommende und auch für die normale Entbindung die günstigste Lage.

Stirn- und Gesichtslage wie auch eine Querlage, wenn also die Längsachse des Kindes quer zur Längsachse der Gebärmutter liegt, gehören zu den sogenannten Lageanomalien (Einstellungsanomalien). Sie können für Mutter und Kind problematisch sein und machen in der Regel einen Kaiserschnitt erforderlich.

Schon sehr früh haben sich Menschen Gedanken dazu gemacht, wie die Föten im Mutterleib liegen – die Abbildung von 1513 zeigt eine Steißlage (siehe auch Seite 263).

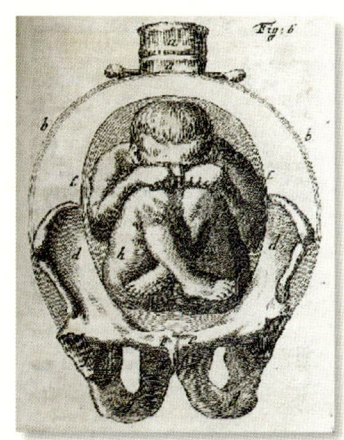

Die Steißlage in einer alten Zeichnung.

239. Tag

Der Fötus nach acht Monaten

Die ersten Anlagen von Nasennebenhöhlen, die Kieferhöhlen und die hinteren Siebbeinzellen sind erkennbar.

Das Immunsystem des Fötus wird nun allmählich unabhängig von dem der Mutter. Bis das Immunsystem des Fötus aber optimal funktioniert, dauert es noch einige Monate.

Sie nähern sich der Endphase der Schwangerschaft, und der Fötus bereitet sich auf ein unabhängiges Leben außerhalb des Mutterleibes vor.

Die Lungen bilden jetzt schon ausreichend Surfactant, eine Substanz, die notwendig ist, um einen Gasaustausch in der Lunge und somit die Atmung zu ermöglichen. Wenn der Fötus jetzt geboren würde, könnte er wahrscheinlich schon allein atmen und wäre schon allein überlebensfähig.

So groß ist der Fötus	
AU	307 mm
FOD	112 mm
BIP	90 mm
KU	317 mm
Gewicht	2 380 g
Länge	46 cm

240. Tag

Drillinge, Vierlinge und mehr

Die Entstehung von höhergradigen Mehrlingen entspricht statistisch und biologisch der Entstehung von Zwillingen.

Auf natürliche Weise entstehen Drillinge meist, wenn es nach der Zwillingsbildung nochmals zu einer Teilung kommt. Die Häufigkeit von Mehrlingsschwangerschaften kann man nach der Hellin-Regel entsprechend der Häufigkeit von Zwillingsgeburten errechnen.

Anzahl	Formel/Häufigkeit	Häufigkeit in Prozent
Zwillinge	$1:85^1$ = ca. $1:85$	ca. 1,2
Drillinge	$1:85^2$ = ca. $1:7000$	ca. 0,01
Vierlinge	$1:85^3$ = ca. $1:600\,000$	ca. 0,0002
Fünflinge	$1:85^4$ = ca. $1:50\,000\,000$	ca. 0,000002

Tatsächlich aber gibt es heute in unserer Industriegesellschaft deutlich mehr Mehrlinge, als nach der oben gezeigten Regel zu erwarten wäre. Ursache dafür ist die zunehmende Behandlung mit Hormonpräparaten im Rahmen von Kinderwunschbehandlungen.

Hinzu kommt, dass in Deutschland im Rahmen einer Fertilitätsbehandlung, bei der die Befruchtung außerhalb des Körpers stattfindet (In-Vitro-Befruchtung), der Frau bis zu drei befruchtete Eizellen eingesetzt werden dürfen. Nicht immer nisten sich alle drei Embryonen auch ein und entwickeln sich weiter, aber diese Behandlungen erhöhen die Wahrscheinlichkeit der höhergradigen Mehrlinge.

Das Risiko für eine Frühgeburt steigt mit zunehmender Mehrlingszahl. So kommen Drillinge im Durchschnitt nach 33 und Vierlinge im Durchschnitt nach 30 Schwangerschaftswochen zur Welt.

241. Tag

Erste Anzeichen der Geburt

Möglicherweise spüren Sie schon seit einigen Wochen die schmerzlosen Kontraktionen der Gebärmutter, die sogenannten Vorwehen (siehe Seite 283). Diese allein sind noch kein Hinweis auf eine kurz bevorstehende Geburt. Bald losgehen kann es, wenn folgende Veränderungen sich bemerkbar machen:

- **Innere Unruhe:**
  Viele Frauen sind kurz bevor die richtigen Wehen einsetzen sehr unruhig, ungeduldig und unkonzentriert.

- **Durchfall:**
  Bei manchen Frauen stellt sich kurz vor Einsetzen der Wehen ein leichter Durchfall ein.

- **Gewicht bleibt gleich:**
  Die sonst kontinuierliche Gewichtszunahme endet meist eine Woche vor dem Entbindungstermin (wenn Sie termingerecht entbinden und der Fötus sich termingerecht und gesund entwickelt hat).

- **Der Schleimpfropf löst sich:**
  Bis zur Entbindung ist der Muttermund mit einem zähen Schleimpfropf verschlossen, der die Gebärmutter vor aufsteigenden Infektionen schützt. Er geht häufig einige Stunden oder Tage vor der Geburt als zäher Ausfluss ab.

Wenn die Wehen regelmäßig einsetzen und stärker werden, die Abstände zwischen den Wehen immer kürzer werden und falls die Fruchtblase platzt, sollten Sie Ihre Hebamme anrufen oder Ihr Köfferchen nehmen und sich in die Geburtsklinik begeben.

242. Tag

Fruchtwasser

Der Fötus schwimmt in einer Flüssigkeit, die Fruchtwasser genannt wird. Sie füllt den Fruchtsack rund um den Fötus völlig aus, schützt ihn vor Temperaturschwankungen, Austrocknung und Stößen. Das Fruchtwasser gehört ebenso wie das Amnion (die Fruchtblase) zum Gewebe des Kindes, nicht zum mütterlichen Gewebe.

Fruchtwasser besteht zu 99 Prozent aus Wasser und riecht leicht süßlich.

Seit der 12. Woche etwa trinkt das Baby das Fruchtwasser und wird dies weiterhin bis zur Entbindung tun.

Bei jeder Vorsorgeuntersuchung wird die Menge des Fruchtwassers überprüft. Die Fruchtwassermenge steigt während der Schwangerschaft stetig an und erreicht jetzt etwa ihren maximalen Stand. Ab der 36. Schwangerschaftswoche nimmt die Fruchtwassermenge dann wieder ab. Das Fruchtwasser wird gegen Ende der Schwangerschaft etwa alle drei Stunden vollständig erneuert.

Der Arzt ermittelt bei seinen Untersuchungen per Ultraschall die ungefähre Menge des Fruchtwassers, weil deutliche Abweichungen von der Durchschnittsmenge ein Hinweis auf eine Störung sein können. Wenn mehr als 1500 bis 2000 Milliliter Fruchtwasser vorhanden ist, spricht man von Polyhydramnion, ist weniger als 200 bis 500 Milliliter vorhanden, so nennt man dies Oligohydramnion. In beiden Fällen wird man versuchen, die Ursache herauszufinden und ggf. zu therapieren.

243. Tag

Partner bei der Entbindung

Früher wurden die Männer immer aus dem Kreißsaal verwiesen, wenn es mit der Geburt richtig losging. Mitte der 1970er Jahre emanzipierten sich die Männer und eroberten sich (gemeinsam mit ihren Frauen) ihren Platz im Kreißsaal.

Während Frauen meist recht gut auf die Vorgänge während der Entbindung vorbereitet werden, wissen die meisten Männer nicht, was sie erwartet und wie sie sinnvoll mit den aufregenden Ereignissen umgehen können. Für viele Männer ist es schwierig, das Stöhnen, Schreien und die Schmerzen der Partnerin mitzuerleben.

Eine Studie der Universität Düsseldorf belegt, dass es nicht nur von den jungen Vätern selbst, sondern auch von ihren Partnerinnen im Rückblick als positiv erlebt wurde, wenn die Männer bei der Geburt ihres ersten Kindes dabei gewesen waren. Väter, die die Geburt miterlebt hatten, engagierten sich in den Monaten danach deutlich mehr in der Säuglingspflege und hatten mehr Körperkontakt zum Neugeborenen.

Eine andere noch unveröffentlichte Studie von der Universität in Greifswald ergab allerdings, dass der Schmerzmittelbedarf deutlich ansteigt, wenn die Väter im Kreißsaal dabei sind.

Während der Entbindung sollte der Platz des Partners am Kopfende der Gebärenden sein. Bei einigen Vätern, die sich die blutige Angelegenheit absichtlich oder unabsichtlich „von unten" anschauen, stellt sich Ekel, Hilflosigkeit, Schauder und Widerwillen ein, was sich auf die zukünftige Sexualität des Paares ungünstig auswirken kann.

244. Tag

Aberglaube

Bis heute lebt in weiten Teilen der Bevölkerung noch der Glaube an übersinnliche Kräfte und Mächte. So glauben viele Folgendes:

- Wenn die Wiege vor der Geburt geschaukelt wird, weint das Kind später viel oder bekommt Kopfweh.
- Wenn eine Schwangere unter einer Wäscheleine hindurch geht, wickelt sich die Nabelschnur um das Kind.
- Wenn eine Schwangere eine Feuersbrunst sieht, wird das Kind rothaarig.
- Wenn der Bauch spitz und nach vorn gewölbt ist, wird es ein Junge, wenn der Bauch rund ist, wird es ein Mädchen.
- Wenn ein Kind mit einer offenen Hand geboren wird, so wird es später freigiebig.
- Wenn eine Schwangere sich die Haare schneidet, wird auch die Intelligenz des Kindes oder die Lebenszeit beschnitten.
- Wenn man einem Neugeborenen ein rotes Band um die rechte Hand bindet, ist es vor dem bösen Blick geschützt.
- Jedes Kind kostet die Mutter einen Zahn.
- Wenn man kleinen Knaben möglichst früh einen Mädchenrock anzieht, erhalten sie später bei Heiratsanträgen keinen Korb.
- Kinder, die man durch ein Fenster hebt oder über die man hinwegspringt oder -steigt, wachsen nicht mehr.
- Wenn man einem Kind unter einem Jahr die Fingernägel schneidet, wird es ein Dieb.

245. Tag

Stillen

Gestillt werden ist für Ihr Baby ein optimaler Start ins Leben. Mit der Muttermilch bekommt das Baby nicht nur qualitativ die beste Nahrung, die es fürs Kind gibt, Sie müssen sich auch nicht um die richtige Menge kümmern. Gestillte Kinder dürfen so viel trinken, wie sie mögen, und werden dennoch nicht zu dick.

Stillen ist auch eine Seelennahrung. Die Nähe zur Mutter gibt dem Kind Zuwendung und Sicherheit. Darüber hinaus enthält die Muttermilch besondere Abwehrstoffe, die Babys vor Infektionen schützen können. Muttermilch hilft Allergien vorzubeugen. Die Zusammensetzung der Muttermilch ändert sich mit zunehmendem Alter des Babys – so können Sie sicher sein, dass Ihr Baby alle Nährstoffe, Vitamine, Eiweiße usw. bekommt, die es für eine optimale Entwicklung benötigt.

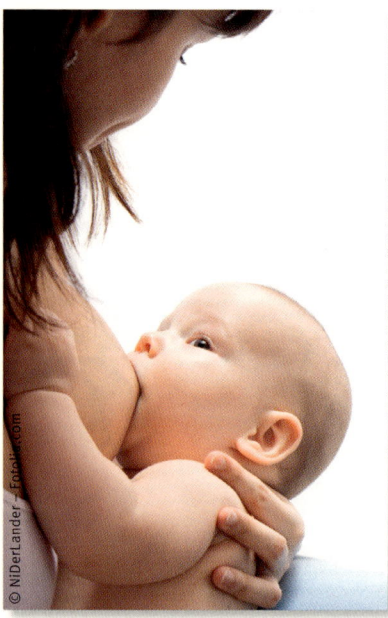
© NiDerLander – Fotolia.com

Es ist nicht notwendig, gestillten Kindern zusätzlich Wasser oder Tee anzubieten.

Verzweifeln Sie nicht, wenn es Probleme gibt, und suchen Sie sich Hilfe. Ihre Hebamme oder eine ausgebildete Stillberaterin können Ihnen Tipps und Hilfestellung beim Stillen geben, wenn Sie eine Brustentzündung oder andere Probleme haben.

Ihre Hebamme kann Ihnen wichtige Tipps geben.

246. Tag

Der Fötus nach 33 Wochen

Der Fötus hätte, wenn er jetzt geboren werden würde, sehr gute Chancen, auch ohne medizinische Hilfen zu überleben.

Jetzt funktionieren schon seine Nieren und die Leber.

Föten, die jetzt schon in der Geburtsposition mit dem Kopf nach unten liegen, senken sich nun langsam ins Becken der Mutter hinunter.

Der Druck auf den Magen und die Lungen der Schwangeren nimmt ab, und obgleich der Bauch weiterhin anwächst, ist diese letzte Phase der Schwangerschaft nicht so beschwerlich.

Hat das Kind noch nicht die optimale Geburtsposition eingenommen und liegt beispielsweise in Steißlage, so könnte man nun von außen versuchen, die kindliche Position noch zu verändern (siehe Seite 263).

So groß ist der Fötus	
AU	316 mm
FOD	113 mm
BIP	92 mm
KU	323 mm
Gewicht	2 595 g
Länge	46 cm

247. Tag

Verschiedene Geburtspositionen

Wenn man Frauen bei der Geburt Bewegungsfreiheit lässt, können sie im Liegen, Stehen, Hocken, Sitzen, Knien oder im Wasser schwimmend entbinden.

In den Kliniken schränken häufig verschiedene Zwänge diese Möglichkeiten ein, zum Beispiel das Design des Kreißsaalbettes oder wenn die kindlichen Herztöne auch routinemäßig permanent überwacht werden sollen, oder wenn routinemäßig Infusionen verabreicht werden. In wenigen Kliniken aber ist die Einschränkung damit begründet, dass außer dem Entbindungsbett schlichtweg keine alternativen Hilfsmittel wie Gebärhocker oder Gebärwanne zur Verfügung stehen.

Aus verschiedenen Gründen hat sich in unserer Gesellschaft die Geburt im Liegen etabliert, obgleich mehrere Studien beweisen, dass die flache Rückenlage die Wehenintensität verringert und den Geburtsfortschritt behindert. Stehende Positionen und Seitenlage gestatten sowohl eine stärkere Wehenintensität als auch effizientere Wehen. Darüber hinaus wird eine Geburt in den nicht-liegenden Positionen durchschnittlich als weniger schmerzhaft empfunden. Die Notwendigkeit von Betäubungsmitteln ist deutlich verringert, und es kommt seltener zur medikamentösen Wehenunterstützung.

Lassen Sie sich frühzeitig über die möglichen Geburtspositionen informieren. Sie müssen sich keineswegs einmal für eine Geburtsposition entscheiden, sondern sollten die Stellungen wechseln und mal das ein oder andere ausprobieren, so, wie es Ihnen angenehm ist.

248. Tag

Wassergeburt

Bei vielen Naturvölkern weltweit war und ist es üblich, im Wasser zu entbinden. In Neuseeland kennt man noch heute die kleinen, mit Steinen geschützten Geburtsbecken der Maoris, und in Polynesien werden seit jeher die warmen Lagunen der Korallenriffe zur Geburt genutzt.

Nicht nur die Jahrhunderte langen Erfahrungen von Frauen in aller Welt, sondern auch zahlreiche wissenschaftliche Untersuchungen belegen, dass die Geburt im Wasser weniger schmerzhaft ist, mit einem geringen Blutverlust und einer geringeren Dammschnittrate als bei vergleichbaren „Landgeburten". Das lange gehegte Vorurteil, die Kinder könnten im Wasser ertrinken, ist widerlegt.

Wasser wirkt während der Wehen angenehm, entspannend und schmerzlindernd. Eine Wassergeburt geht häufig schneller voran und gilt als eine der sanftesten Formen für ein Baby, das Licht der Welt zu erblicken. Wasserbabys werden mit offenen Augen geboren.

Falls Sie sich mit dem Gedanken beschäftigen, Ihr Baby im Wasser zu entbinden, fragen Sie Ihr Krankenhaus, Ihr Geburtshaus oder Ihre Hebamme, ob diese Möglichkeit besteht.

Eine Wassergeburt findet vollständig im Wasser statt und ist nicht zu verwechseln mit einem warmen Entspannungsbad in der Badewanne, wie es viele Kliniken heutzutage anbieten.

Eine Liste von Kliniken, die die Wassergeburt anbieten, finden Sie im Internet: www.hebinfo.de

Lesetipp
Cornelia Enning, Erlebnis Wassergeburt, vgs-Verlag 2003

249. Tag

Lamaze-Methode der schmerzarmen Geburt

Dem französischen Geburtshelfer Dr. Fernand Lamaze (1891–1957) missfiel der zunehmende Einsatz von Betäubungsmitteln während der Geburt. Die zu seiner Zeit gebräuchliche Kombination von Morphin und Scopolamin, die den gebärenden Frauen als Schmerzmittel verabreicht wurde, hatte zur Folge, dass die Frauen zwar keine Schmerzen hatten, während der Geburt aber apathisch waren und sich später nicht mehr an die Geburt erinnern konnten.

Lamaze suchte nach einer natürlichen Alternative zur Schmerzverminderung bei der Geburt und fand diese bei einer Reise in die Sowjetunion in den 1950er Jahren. Dort bereiteten sich Frauen psychisch auf die Geburt vor, die sie mit deutlich geringen Schmerzen durchstanden. Aus diesen Beobachtungen entwickelte Lamaze ein für die westliche Kultur angepasstes Konzept für eine schmerzfreie bzw. schmerzarme Geburt.

Demnach kann eine Frau den Schmerz reduzieren, wenn sie umfassend informiert ist, die Geburt als positives Erlebnis betrachtet und dem Wehenschmerz mit gezielten Atem- und Entspannungstechniken entgegenwirkt. Dabei spielt auch der Partner eine wichtige, unterstützende Rolle.

Die Geburtsphilosophie nach Lamaze stellt die Frau in den Mittelpunkt, ihre innere Weisheit führt sie. Durch die umfangreiche Aufklärung und Information in den Lamaze-Vorbereitungskursen ist die werdende Mutter in der Lage, alle wichtigen Entscheidungen während der Geburt zu treffen.

250. Tag

Beckenend- und Steißlage

Die meisten Föten liegen jetzt schon, etwa fünf Wochen vor dem errechneten Geburtstermin, in der normalen Geburtslage, der Hinterhaupts- bzw. Schädellage. Diese Lage, wenn der Kopf unten liegt, der Po oben, die Arme über der Brust verschränkt und die Beine angezogen sind, ermöglicht eine optimale Geburt.

Aber etwa drei bis fünf Prozent der Föten „sitzen" noch mit dem Po nach unten im Mutterleib. Wenn der Steiß bzw. das Beckenende im Geburtskanal vorne liegt, nennt man dies Steiß- oder Beckenendlage. Man unterscheidet zwischen der reinen Steißlage, bei der beide Beine hochgeschlagen sind (mit 66 Prozent die häufigste Form) und der kompletten Steiß-Fuß-Lage, bei der beide Beine angehockt sind.

Hat der Fötus in der 36. Schwangerschaftswoche noch nicht seine optimale Lage eingenommen, kann man versuchen, ihn in die richtige Position (Schädellage) zu bringen. Neben der äußeren Wendung, die ein erfahrener Mediziner unter Umständen vornehmen kann, gibt es verschiedene andere Methoden wie die Moxibustion (Wärmebehandlung an einem Akupunkturpunkt), deren Nützlichkeit nicht sicher nachgewiesen ist.

Ob eine Beckenendlage in jedem Fall eine Kaiserschnittgeburt zur Folge haben sollte, wird kontrovers diskutiert. Sehr erfahrene Geburtshelfer werden möglicherweise eine normale vaginale Entbindung versuchen, wenn sich alle Beteiligten über die Risiken im Klaren sind.

Übrigens hat eine Studie der Universität Bergen gezeigt, dass eine familiäre Häufung dieser Geburtslage vorkommt. Wer selbst als Steißgeburt auf die Welt gekommen ist, dessen Kind hat ein höheres Risiko, auch als Steißlage geboren zu werden.

251. Tag

Atemtechniken

Richtige Atemtechniken können besonders während der Geburt über den größten Wehenschmerz hinweghelfen.

Während der Austreibungsphase beginnen die meisten Frauen zu hyperventilieren. Das bedeutet, sie atmen zu viel ein und zu wenig aus. Das kann zu einem Sauerstoffmangel im Körper führen, der sich durch Schwindel und ein Gefühl des Kontrollverlusts bemerkbar macht.

Richtiges Atmen kann aber gelernt werden. Wenn Sie einige grundlegende Atemregeln beachten, werden Sie sich während der Wehen besser erholen können und die Schmerzen besser ertragen:

- Atmen Sie stets ruhig durch die Nase ein.
- Atmen Sie durch den locker geöffneten Mund aus. Pressen Sie nie die Lippen aufeinander, sie müssen locker sein. Dann öffnet sich der Muttermund leichter.
- Halten Sie – außer in der Pressphase – niemals die Luft an.
- Bei starken Schmerzen hilft das Ausatmen auf tiefen Tönen, dabei als Laut ein „A" oder auch „Ja" wählen.
- Lassen Sie sich keinen fremden Atemrhythmus diktieren: Ihr normales Atemtempo ist genau richtig.

252. Tag

Klinikkoffer

Jetzt könnten Sie schon einmal Ihr Köfferchen packen und bereit stellen. Für den (kurzen) Aufenthalt in der Klinik sollten Sie die folgenden Dinge nicht vergessen:

- Personalausweis,
- Mutterpass,
- Krankenkassenkarte,
- Bademantel,
- T-Shirt,
- warme Socken,
- Pantoffeln,
- Brille/Kontaktlinsen,
- Fettcreme für trockene Haut und Lippen,
- Kamera (?),
- Zahnbürste, Zahnpasta, Handtuch, Seife,
- Nachthemd oder Pyjama zum Aufknöpfen bzw. zum Stillen,
- Unterwäsche,
- ggf. BH oder Still-BH.

Fürs Baby:
- 2 Bodys, die im Schritt zu knöpfen sind, Größe 56 oder 62,
- 2 Hemdchen,
- 2 Strampelanzüge,
- Spucktücher,
- eine Mütze
- Windeln,
- eine warme Jacke,
- Söckchen.

253. Tag

Der Fötus nach 34 Wochen

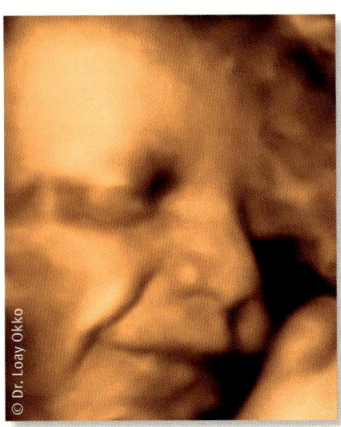

© Dr. Loay Okko

HIer sieht man die Gesichtszüge ganz deutlich.

Die individuellen Gesichtszüge des Fötus sind nun in einem hochauflösenden 3D-Ultraschallgerät gut erkennbar. Wenn der Fötus wach ist, hat er seine Augen geöffnet, schläft er, sind sie geschlossen.

Die Fingernägel reichen über die Fingerkuppen hinaus, sodass der Fötus sich kratzen kann.

Der Fötus füllt die Gebärmutter nun gut aus. Es wird immer enger in der Gebärmutter und die Bewegungen werden immer weniger. Manchmal spüren Sie vielleicht einen heftigen Tritt gegen die Bauchdecke, aber größere Stellungswechsel sind nicht mehr so einfach möglich. Es wird jetzt immer unwahrscheinlicher, dass das Baby seine Geburtslage noch ändert.

So groß ist der Fötus	
AU	324 mm
FOD	115 mm
BIP	94 mm
KU	327 mm
Gewicht	2 810 g
Länge	47 cm

254. Tag

Wochenbettbetreuung der Hebamme

Die Aufgabe der Hebamme endet nicht mit der Entbindung des Kindes. Ihre Hilfe kann auch nach der Geburt sehr hilfreich sein, wenn das Baby auf der Welt ist und Sie schon zu Hause sind. Die Hebamme kann nach Verabredung während des Wochenbettes regelmäßig ins Haus kommen und die junge Mutter unterstützen. Die Hebamme hilft bei …

- der Förderung der Mutter-Kind-Beziehung und Begleitung der Familie,
- Problemen mit dem Stillen,
- der Auswahl der Säuglingsnahrung nichtstillender Mütter,
- der Pflege des Nabels,
- der Pflege des Neugeborenen,
- Problemen wie Blähungen, wundem Po oder Ähnlichem.

Darüber hinaus kann eine Hebamme auch medizinische Aufgaben übernehmen wie zum Beispiel:

- Anleitung zur Beckenbodengymnastik,
- Beobachtung der Gebärmutterrückbildung,
- Pflege einer Dammverletzung oder Kaiserschnittnarbe,
- Vorbeugung der Neugeborenengelbsucht.

Nehmen Sie schon jetzt Kontakt zu einer mobilen Hebamme auf, die Sie nach der Geburt betreuen kann. Die Kosten für die Wochenbettbetreuung der Hebamme übernehmen in der Regel die Krankenkassen.

255. Tag

Schmerzmittel während der Geburt

Falls während der Geburt Schmerzmittel zum Einsatz kommen, handelt es sich meist um solche aus der Stoffgruppe der Opiate. Allerdings dämpft die morphinähnliche Wirkung dieser Schmerzmittel in der Regel nicht nur die Schmerzempfindung, sondern auch das Bewusstsein der Mutter. Und die Medikamente können in den kindlichen Blutkreislauf gelangen.

Nur noch in wenigen Kliniken wird in der Austreibungsphase Lachgas über eine Atemmaske verabreicht, das ebenfalls das Bewusstsein dämpft, die Frau inaktiv macht und auch auf das Kind übergeht.

Bei lokal wirkenden Medikamenten ist das Risiko geringer, dass sie auf das Kind wirken. Lokal wirkende Verfahren sind:

- der Pudendusblock,
- die Periduralanästhesie (siehe Seite 269) und
- die Spinalanästhesie.

Für den Pudendusblock wird in das Gewebe der Scheidenwand ein Betäubungsmittel gespritzt. Der Pudendusblock wird gegen Ende der Geburt angewendet, um den Nervus pudendus (den Schamnerv) und somit den Dehnungsschmerz im Bereich des Dammes und des äußeren Genitals zu betäuben. Er wird eingesetzt, wenn keine Periduralanästhesie (PDA) gemacht wurde. Ein Übergang des Betäubungsmittel auf das Kind ist unwahrscheinlich, weil der Pudendusblock erst kurz vor der Entbindung gesetzt wird.

256. Tag

Peridural- und Spinalanästhesie

Die Periduralanästhesie (PDA), auch Epiduralanästhesie (EDA) genannt, wie auch die Spinalanästhesie sind örtliche Betäubungen, die in den Rücken zwischen zwei Lendenwirbeln im unteren Wirbelsäulenbereich injiziert werden.

Die Wirkung der PDA setzt etwa 15 bis 20 Minuten nach Verabreichung der Medikamente ein und soll Schmerzimpulse blockieren. Die Spinalanästhesie wirkt schneller und kann auch bei einer Kaiserschnittentbindung als Betäubung eingesetzt werden. Nach einer erfolgreich gesetzten PDA oder Spinalanästhesie ist der Körper von der Taille abwärts taub.

Eine PDA erhöht die Notwendigkeit geburtshilflicher Eingriffe, die Geburt dauert meist länger, die Wehen sind weniger wirksam und es müssen häufiger wehenfördernde Medikament eingesetzt werden. Die völlige Schmerzfreiheit, die eine PDA verspricht, muss sehr sorgsam gegen die damit verbundenen Risiken und die daraus resultierenden weiteren medizinischen Eingriffe abgewogen werden.

Die Narkosemedikamente gelangen innerhalb von Minuten in den Kreislauf des Babys. Bislang sind die Effekte für das Kind nicht umfassend untersucht.

Verfechter der natürlichen Geburt setzen daher eher darauf, frühzeitig Techniken zu erlernen, die den Geburtsschmerz erleichtern. Wichtig sind auch die Entspannungsphasen, in denen die Frauen in der Badewanne oder bei Massagen Kraft tanken.

257. Tag

Dammschnitt (Episiotomie)

Unter einer Episiotomie versteht man einen Scheiden-Damm-Schnitt, der während der Geburt ausgeführt wird, um den Geburtsweg für das Kind zu weiten. Als Damm wird der Teil des Beckenbodens bzw. der Beckenbodenmuskulatur bezeichnet, der sich zwischen der Scheide und dem After befindet.

Mit Hilfe des Schnittes soll das Zerreißen und Überdehnen des mütterlichen Damms verhindert und der Druck auf den kindlichen Kopf vermindert werden. Je nach Indikation und Situation kann in verschiedene Richtungen geschnitten werden. Man unterscheidet

- die **mediane Episiotomie**, bei der entlang der Mittellinie geschnitten wird,
- die **mediolaterale Episiotomie**, bei der der Schnitt ausgehend vom Mittelpunkt im 45°-Winkel vorgenommen wird.

Die Schnitte sind zwischen zwei und vier Zentimeter lang und werden nach Beendigung der Geburt unter Lokalanästhesie genäht.

Heutzutage wird die Episiotomie kontrovers diskutiert. Das lange verwendete Argument, der Beckenboden würde durch den Schnitt entlastet, wird in zahlreichen Studien bezweifelt. Einige Ärzte gehen sogar davon aus, dass der Beckenboden ganz im Gegenteil durch den Schnitt geschwächt wird.

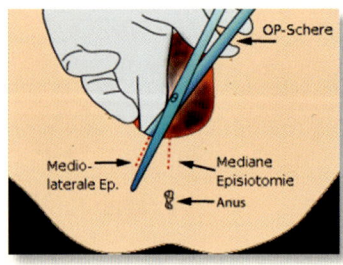

Der Dammschnitt kann medizinisch sinnvoll sein.

Auch das Argument, dass ein sauberer Schnitt besser verheile als ein Dammriss, ist widerlegt: Man weiß heute, dass ein Riss genauso gut, wenn nicht sogar besser heilt als ein Schnitt. Daher werden immer weniger „vorsorgliche" Dammschnitte durchgeführt und nur noch geschnitten, wenn dies medizinisch sinnvoll erscheint.

258. Tag

Dammriss

Insbesondere bei erstgebärenden Frauen kommt es während der Geburt häufig zu kleineren, manchmal und in seltenen Fällen auch zu schwereren Dammrissen.

Ein Dammriss entsteht, wenn während der letzten Phase der Geburt, wenn der Kopf des Kindes geboren wird, durch starke Dehnung das Gewebe zwischen Vagina und After reißt. Ob es zu einem Dammriss kommt ist abhängig u. a. von der Elastizität des Gewebes, der Größe des Kindes, der Vorbereitung des Dammes, der Geschwindigkeit der Geburt sowie der Durchführung des Dammschutzes (geburtshilfliche Maßnahmen der Hebamme zum Schutz des Dammes).

Da das Einreißen meist während einer Wehe erfolgt, wird es von den Frauen kaum wahrgenommen und als nicht besonders schmerzhaft empfunden. Je nachdem wie groß der Riss ist, wird er genäht, damit er besser verheilt.

Allerdings kann die Dammnaht nach der Geburt noch längere Zeit Beschwerden verursachen. Einige Frauen berichten, dass sie schlecht sitzen konnten, und selten kommt es vor, dass ein Dammriss auch, nachdem er verheilt ist, Schmerzen beim Geschlechtsverkehr verursacht.

Risse 1. Grades werden meist nicht genäht, weil sie auch so fast immer problemlos verheilen.

Risse 2. Grades können meist leicht unter Lokalanästhesie versorgt werden. Sie heilen in der Regel ohne Komplikationen.

Risse 3. Grades, die bei nur etwa 0,4 Prozent aller Geburten vorkommen, können zu Problemen führen, wenn sie nicht ärztlicherseits optimal versorgt, d. h. genäht werden.

259. Tag

Familienbett und Co-Sleeping

Jetzt machen sich die meisten Frauen schon Gedanken, wie es denn weitergeht, wenn das Baby erst da ist. Soll das Baby im Elternbett oder im eigenen Bett schlafen? Dieses Thema wird immer wieder unter den Müttern und in allen Medien sehr kontrovers und emotional diskutiert.

In vielen Kulturen erscheint diese Frage absurd. Die meisten Mütter kämen gar nicht auf die Idee, ihr Baby nicht bei sich zu haben und in einem anderen Raum abzulegen.

In unserer Industriegesellschaft gibt es zu dieser Frage zahlreiche hoch wissenschaftliche Untersuchungen. Hierbei wurden fast eben so viele positive wie negative Aspekte gefunden.

Mütter haben Angst davor, ihr Kind zu warm zuzudecken, sodass es keine Luft mehr bekommt, sie fühlen sich gestört von einem unruhigen Kind – andere beschreiben, dass der Vorteil, mit dem Baby im selbem Bett zu schlafen, darin liegt, dass das Stillen nachts quasi im Halbschlaf vonstatten geht, ohne dass sich jemand gestört gefühlt hat oder so richtig wach geworden ist.

An der Universität von Kalifornien in Los Angeles gab es ab 1975 eine Langzeituntersuchung, die darauf abzielte, die Debatte ein für allemal zu klären. Das Ergebnis dieser Studie wurde in der US-Zeitschrift „Developmental and Behavioral Pediatrics" veröffentlicht. Demnach heben sich die Vor- und Nachteile für oder gegen das gemeinsame Familienbett auf.

Letztlich müssen sich die Eltern entscheiden, ob sie ihr Ehebett und die darin stattfindende Intimität für das Baby freigeben möchten.

260. Tag

Der Fötus nach 35 Wochen

Der Fötus hat jetzt etwa 15 Prozent seines Gewichtes als „Babyspeck" gespeichert. Dieses Fettgewebe dient der Wärmebildung und als Energiespeicher.

Einen Großteil des Mantels aus Wollhaar (siehe Seite 106), der die Haut des Fötus schützt, ist verschwunden. Ebenso nimmt die Menge der Käseschmiere ab (siehe Seite 137), die die Haut des Babys vor dem Fruchtwasser geschützt hat. Wollhaare und Käseschmiere schwimmen im Fruchtwasser und werden vom Fötus geschluckt. Die Verdauung dieser Stoffe ist die erste Aufgabe, die der Darm zu erledigen hat.

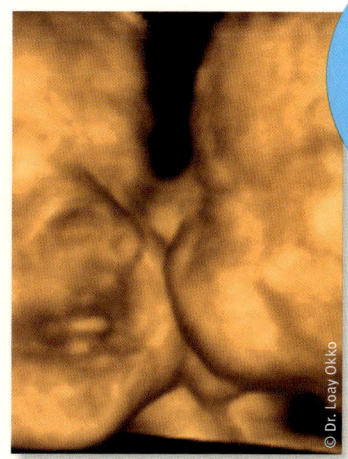

© Dr. Loay Okko

Die Zwillinge auf diesem Bild haben sich gerade sehr lieb.

Der Fötus produziert jetzt das Hormon Kortison, das seine Lungen in diesen letzten Wochen optimal auf die eigene Atmung vorbereitet. Sobald die Lungen auf die Atmung gut vorbereitet sind, gilt die Entwicklung des Kindes als abgeschlossen, es kann geboren werden.

Die Plazenta hat gegen Ende der Schwangerschaft einen Durchmesser von 20 bis 25 Zentimetern, ist ca. drei Zentimeter dick und 500 Gramm schwer. 80 Liter Blut fließen jetzt täglich hindurch.

So groß ist der Fötus	
AU	332 mm
FOD	116 mm
BIP	95 mm
KU	330 mm
Gewicht	3 028 g
Länge	48 cm

Zwillingsgeburten enden häufig früher als Einlingsgeburten. Es kann also durchaus sein, dass Sie nun, wenn Sie mit Zwillingen schwanger sind, in Kürze die ersten Wehen haben.

261. Tag

Richtig atmen

Eigentlich sollte man davon ausgehen, dass das Atmen „automatisch" geschieht. Das stimmt auch, aber nicht immer atmen wir richtig. Je größer der Bauch wird, umso häufiger haben Frauen den Eindruck, als passe nicht mehr genug Luft in die Lungen. Oft liegt das daran, dass sie nicht richtig und vollständig ausatmen. Wenn noch eine Restmenge an Luft in der Lunge verbleibt, kann nicht genug frische Luft eingeatmet werden.

Versuchen Sie die folgenden Übungen, wenn Sie kurzatmig werden:

- Entspannen Sie zunächst und kommen Sie ein wenig zur Ruhe.
- Stellen Sie sich Ihren Körper als elastisches hohles Gefäß vor und nun versuchen Sie beim Einatmen dieses Gefäß gleichmäßig in alle Richtungen auszudehnen und entspannen Sie es anschließend.
- Atmen Sie stark und durch die Nase ein – dies darf auch deutlich zu hören sein.
- Dann versuchen Sie beim Einatmen dieses Gefäß nur in eine Richtung zu dehnen und entspannen Sie wieder beim Ausatmen.
- Beim nächsten Atemzug ist die andere Richtung dran usw.

Hilfreich ist es, wenn Sie eine Hand an die Rippen legen und versuchen, gegen diese Hand zu atmen. Erst die eine, dann die andere Seite. Danach legen Sie eine Hand an die Nieren, atmen wieder gegen die Hand ein und entspannt aus.

262. Tag

Baby-Blues und Wochenbettpsychose

50 bis 80 Prozent aller Mütter fallen nach der Entbindung in ein Stimmungstief. Die Gemütszustände, in die eine Mutter nach der Geburt des Kindes geraten kann, werden in drei verschiedene Kategorien aufgeteilt, die aber fließend ineinander übergehen können:

38. Woche

Postpartales Stimmungstief (Baby-Blues)	Postpartale Depression	Postpartale Psychose (Wochenbettpsychose)
häufig, ist zeitlich begrenzt und geht nach etwa zwei Wochen vorbei	tritt in fünf bis zehn Prozent aller Geburten auf, kann jederzeit im ersten Jahr nach der Geburt des Kindes entstehen	kommt bei 0,3 Prozent der Entbindungen vor, entsteht vorwiegend in den ersten zwei Wochen nach der Entbindung; gilt als die schwerste Form der nachgeburtlichen Krise
Mögliche Symptome		
Traurigkeit, häufiges Weinen, Empfindsamkeit, Stimmungsschwankungen, Müdigkeit und Erschöpfung, Schlaf- und Ruhelosigkeit, Ängstlichkeit und Reizbarkeit, Konzentrationsschwierigkeiten u. a.	Zusätzlich zu den Symptomen des Baby-Blues Schuldgefühle, inneres Leeregefühl, allgemeines Desinteresse, sexuelle Unlust, Suizidgedanken, Ängste, Appetitlosigkeit, Schlafstörungen, Panikattacken, extreme Reizbarkeit, ambivalente Gefühle dem Kind gegenüber, psychosomatische Beschwerden, wie Kopfschmerzen, Schwindel, Herzbeschwerden	Neben den bei der postpartalen Depression beschriebenen Symptomen lässt sich die postpartale Psychose unterscheiden in **Manische Form:** starke Antriebssteigerung, motorische Unruhe, Verworrenheit, Größenwahn **Depressive Form:** Angstzustände, Antriebs-, Bewegungs- und Teilnahmslosigkeit **Schizophrene Form:** Halluzinationen und Wahnvorstellungen

Falls Sie nach der Entbindung merken, dass Sie mit Ihren Problemen nicht klar kommen, suchen Sie frühzeitig Hilfe bei Ihrem behandelnden Arzt. Die postpartale Depression und die postpartale Psychose sollten in jedem Fall zügig ärztlich behandelt werden, um eine Eigengefährdung und die Gefährdung des Neugeborenen zu vermeiden.

263. Tag

Zangengeburt

Bei einem Geburtsstillstand, wenn das Köpfchen schon tief im Becken sitzt, kann der Arzt mit Hilfe einer Geburtszange die Geburt (Forcepsgeburt) unterstützen.

Eine Geburtszange besteht aus zwei gleichen löffelartigen Metallteilen, die den kindlichen Kopf umfassen. Rhythmisch zu den Wehen zieht der Arzt an dem kindlichen Kopf. Die Anwendung der Zange erfordert vom ärztlichen Geburtshelfer Erfahrung und Geschick.

Durch den Druck der Löffel kann es beim Kind zu Abschürfungen und Blutergüssen kommen. Es kann auch zu leichten Verletzungen der Mutter kommen. Typisch sind hier Damm-, Scheiden- und Gebärmutterhalsrisse.

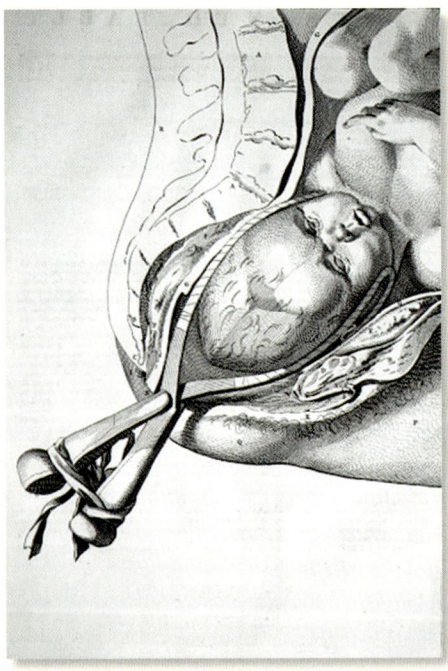

Eine Zangengeburt erfordert Erfahrung des Geburtshelfers.

264. Tag

Saugglocke

Eine Saugglocke kann bei der Geburt während der Austreibungsphase eingesetzt werden (Vakuumextraktion), wenn das Kind zwar schon sehr tief im Becken liegt, die Geburt aber nicht mehr vorangeht. Verändern sich die Herztöne des Kindes oder kommt es zu einer Wehenschwäche, kann eine Saugglocke zur Beschleunigung der Geburt eingesetzt werden, um ggf. Gefahren für Mutter oder Kind abzuwenden.

Die Saugglocke besteht aus einer flachen Kunststoffschale, einer Vakuumpumpe und einem Schlauchsystem. Es wird die größtmögliche Saugglocke in den Scheideneingang eingeführt und auf den kindlichen Kopf aufgesetzt, bevor dann der möglichst langsame Aufbau eines Unterdrucks erfolgt.

Mit einem Probezug wird kontrolliert, ob der kindliche Kopf dem Zug folgt. Rhythmisch zu den Wehen zieht der Arzt an dem kindlichen Kopf. Nach der Geburt wird der Abbau des Vakuums zur Vermeidung von Druckschwankungen im kindlichen Kopf ebenfalls langsam erfolgen.

Durch Druckschwankungen kann es im Kopf des Kindes zu Blutungen in den Schädel oder die Kopfhaut kommen, ebenso zu Abschürfungen und Blutergüssen der Haut. Mütterliche Verletzungen können Damm-, Scheiden- und Gebärmutterhalsrisse sein.

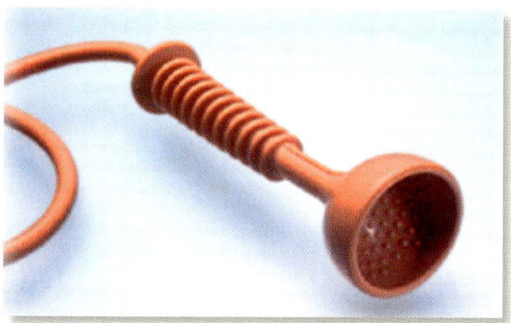

Wenn die Geburt nicht mehr vorangeht, kann die Saugglocke helfen.

265. Tag

Die dümmsten Schwangerschaftsmythen

Man könnte fast glauben, dass Mythen sich umso länger halten und umso so weiter verbreitet werden, je dümmer sie sind. Die Schwangerschaft ist ein Thema, um das sich besonders nette Mythen ranken.

- Mädchen wachsen aus dem linken und Jungen aus dem rechten Eierstock.
- Kinder, die unter Alkoholeinfluss gezeugt wurden, werden später Alkoholiker.
- Baden in der Schwangerschaft führt zur Frühgeburt.
- Sodbrennen in der Schwangerschaft zeigt an, dass das Kind viel Haar bekommt.
- Bei einem braun gefärbten vertikalen Streifen auf dem Bauch bekommt man Zwillinge.
- Kam man selbst zu früh auf die Welt, kommt auch das eigene Kind zu früh.
- Wenn einem häufig übel ist in der Schwangerschaft, wird es ein Junge.
- Wenn die Schwangere strahlend schön aussieht, wird es ein Junge.
- Bekommt die Schwangere Pickel, wird es ein Mädchen.
- Wenn die linke Brust größer ist, wird es ein Junge.
- Wenn das linke Auge kleiner ist, wird es ein Mädchen.

266. Tag

Nestbauinstinkt

Wenn Sie jetzt einen für Sie ungewöhnlichen Putzfimmel bekommen und alles schön sauber machen wollen, die Wohnung putzen, die Gardinen waschen wollen und das vorbereitete Kinderzimmer zum x-ten Male umräumen, dann könnte dies ein Hinweis auf den Nestbauinstinkt sein, der sich kurz vor der Geburt bei vielen Frauen einstellt.

Der sogenannte Nestbauinstinkt, der sich durch einen plötzlichem Energieschub und Tatendrang auszeichnet, kann ein Hinweis darauf sein, dass die Entbindung kurz bevor steht.

Sie können diesem übermächtigen Verlangen nach Reinlichkeit und Perfektion nachgehen, müssen dies aber keinesfalls tun. Sie können auch darüber nachdenken, was wirklich notwendig und sinnvoll ist. Die Fenster müssen nicht unbedingt blitzblank und die Schubladen nicht klinisch aufgeräumt sein. Ihr Baby kann auch in ein nicht perfektes Zimmer einziehen.

Wenn Sie dieser Drang überkommt, geben Sie ihm nach, wenn es Ihnen gut tut. Artet es in Stress aus, sollten Sie Ihre Kräfte besser für die Entbindung und die Zeit danach sparen.

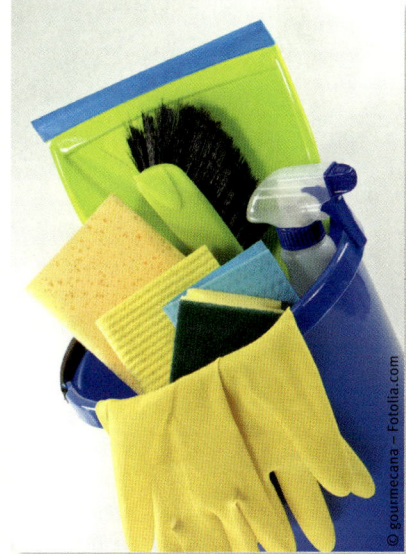

Ein plötzlicher Putzfimmel kann Teil des Nestbauinstinkts sein.

© gourmecana – Fotolia.com

267. Tag

Der Fötus nach neun Monaten

Die Zehennägel sind weiter gewachsen. Sie reichen jetzt bis über die Zehenkuppen.

Wenn der Fötus jetzt geboren wird und sich bis hierher zeitgerecht und gesund entwickelt hat, sind alle seine Organe bereit und können sofort die nötigen Funktionen übernehmen. Ein normal entwickeltes Baby hat, wenn es jetzt geboren wird, keine größeren Anpassungsschwierigkeiten.

Sie spüren jetzt auch, dass das Kind merklich tiefer ins Becken hinabrutscht. Es ist völlig normal, wenn jetzt schon die ersten Senk- und Vorwehen auftreten. Bei Erstgebärenden beginnen die Senkwehen etwa zwei bis vier Wochen vor der Geburt.

Nun, gegen Ende der Schwangerschaft, verändert sich das Fruchtwasser sichtbar. War es einmal klar und durchsichtig, wird es nun durch die abgelöste Käseschmiere (siehe Seite 137) und die darin schwimmenden Lanugohaare (siehe Seite 106) trüb und milchig.

Falls bei Ihnen ein Kaiserschnitt geplant ist, wird er in diesen Tagen terminiert sein. Man möchte sicher gehen, dass der Fötus Ihnen keinen Strich durch die Rechnung macht und die Wehen frühzeitig einsetzen.

So groß ist der Fötus	
AU	339 mm
FOD	116 mm
BIP	96 mm
KU	332 mm
Gewicht	3 235 g
Länge	49 cm

268. Tag

Blasensprung

Das Platzen der Fruchtblase läutet normalerweise das Ende der Schwangerschaft und den Beginn der Geburt ein. Es kann sein, dass das (meiste) Fruchtwasser in einem Schwall abläuft, es kommt aber auch vor, dass der Kopf des Fötus wie ein Korken vor der Öffnung des Gebärmutterhalses sitzt und das Ablaufen des Fruchtwassers behindert. Wenn Sie sich dann hinlegen, kann es sein, dass etwas mehr Flüssigkeit ausläuft. Von diesem Moment dauert es normalerweise nur noch einige Stunden, bis Sie die erste Wehe spüren. Bis zur Geburt wird meist weiterhin Fruchtwasser produziert.

Wenn Sie merken, dass die Fruchtblase geplatzt ist, sollten Sie aber die Hebamme anrufen oder sich auf den Weg in Ihre Geburtsklinik machen. Mit einer geplatzten Fruchtblase sollte eine kontinuierliche Betreuung durch die Hebamme, in der Klinik oder im Geburtshaus eingeleitet werden.

Nun können Bakterien, die in der Scheide angesiedelt sind, leichter als zuvor in die Fruchthöhle gelangen und Infektionen auslösen, die auch für Ihr Kind schädlich sind.

Häufig setzten innerhalb von 48 Stunden nach einem Blasensprung die Wehen ein. Es wird derzeit kontrovers diskutiert, ob und wann nach einem Blasensprung – wenn die Wehen nicht innerhalb von zwei Tagen einsetzen – eine vorsorgliche Antibiotikabehandlung und eine Geburtseinleitung mit Oxytocin durchgeführt werden soll.

269. Tag

Erste Anzeichen für eine bevorstehende Geburt

Es gibt verschiedene Anzeichen, die auf eine kurz bevorstehende Geburt hinweisen können. Viele Frauen berichten von

- Unruhe,
- Rückenschmerzen,
- Muskelzittern,
- Nestbauinstinkt (siehe Seite 279),

die sie wenige Stunden vor Einsetzen der richtigen Wehen erlebten.

Relativ sicherere Anzeichen für eine kurz bevorstehende Geburt sind

- Abgang des Schleimpfropfs,
- regelmäßiger werdende Wehen,
- die Fruchtblase platzt.

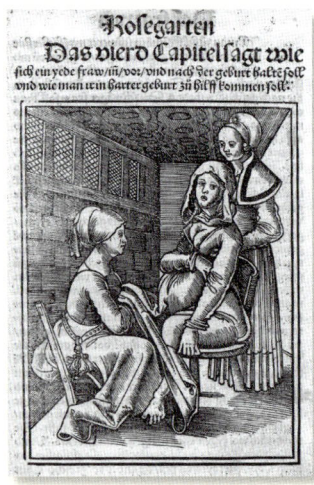

Eine Frau in den Wehen, die auf dem üblichen Gebärhocker sitzt, während die Hebamme sie untersucht.

Wenn der Schleimpfropf abgegangen ist (zäher, manchmal auch ein wenig blutiger Ausfluss), dauert es durchschnittlich noch ein bis zwei Tage bis zur Entbindung (in seltenen Fällen noch zehn bis zwölf Tage).

Nachdem die Fruchtblase geplatzt ist, sollte es bis zur Geburt nicht mehr allzulang dauern, weil das Risiko für eine aufsteigende Infektion jetzt zunimmt. Regelmäßig einsetzende Wehen, deren Abstände kürzer als zehn Minuten werden, zeigen in der Regel an, dass es sich jetzt nur noch um Stunden handelt.

Schon 1515 gab es schriftliche Anweisungen für Hebammen, wie mit Frauen in den Wehen zu verfahren ist.

270. Tag

Wehen

Rhythmische Kontraktionen der Gebärmutter während der Schwangerschaft werden als Wehen bezeichnet. Es gibt während einer Schwangerschaft verschiedene Arten von Wehen.

- **Schwangerschaftswehen**
  Die schmerzhaften oder schmerzlosen nicht rhythmischen Schwangerschaftswehen treten meist im dritten Trimester auf und führen nicht zur Eröffnung des Muttermundes.

- **Vorzeitige Wehen**
  Wenn unregelmäßige und unrhythmisch auftretende Wehen vor dem Erreichen der biologischen Reife des Fötus zur Öffnung des Muttermundes führen, nennt man sie vorzeitige Wehen.

- **Senk(ungs)-, Stell- oder Vorwehen**
  Die schmerzhaften oder schmerzlosen Wehen, die ab etwa der 33. Schwangerschaftswoche dazu führen, dass der Fötus ins Becken „sinkt", nennt man Senk-, Stell- oder Vorwehen.

- **Eröffnungswehen**
  In der Eröffnungsphase der Geburt führen diese rhythmischen (Geburts-)Wehen zur Eröffnung des Muttermundes. Die Wehen dauern etwa 25 bis 60 Sekunden. Es treten etwa zwei bis drei Wehen alle 30 Minuten auf, gegen Ende der Eröffnungsphase alle zehn Minuten.

- **Presswehen**
  Wehen, die den Kopf des Kindes herauspressen. In der Austreibungsphase alle zehn Minuten, später alle drei Minuten mit Verkürzung der Wehenpausen.

- **Nachgeburtswehen**
  Rhythmische Kontraktionen nach der Geburt des Kindes, die die Lösung und Austreibung der Plazenta bewirken.

271. Tag

Eröffnungsperiode

Die sogenannte Eröffnungsperiode leitet die Geburt ein. Sie beginnt mit dem Einsetzen der regelmäßigen Geburts- oder Eröffnungswehen und dauert bis zur vollständigen Eröffnung des Muttermundes. Die Wehen nehmen an Stärke und Häufigkeit zu.

Bei Erstgebärenden dauert diese Phase der Geburt durchschnittlich zwischen zehn und zwölf Stunden, bei Frauen, die schon ein- oder mehrfach geboren haben, ist sie auf sechs bis sieben Stunden verkürzt.

Etwa eine bis drei Eröffnungswehen alle zehn Minuten dienen zur Öffnung des Muttermundes auf die erforderlichen zehn Zentimeter Weite.

Meist reißt während der Eröffnungsperiode die Fruchtblase (rechtzeitiger Blasensprung). Die meisten Frauen suchen in dieser Phase ein Krankenhaus auf oder rufen ihre Hebamme, falls eine Hausgeburt geplant ist.

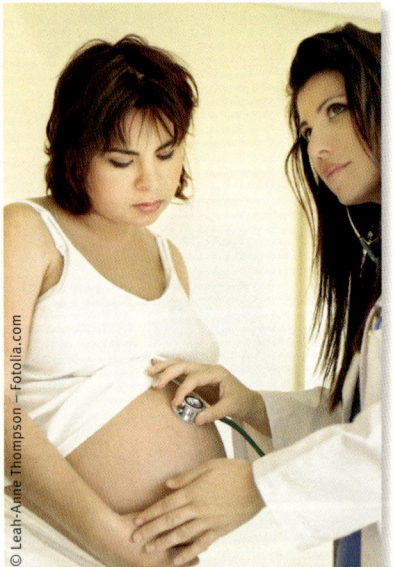

© Leah-Anne Thompson – Fotolia.com

Jetzt ist es Zeit, das Krankenhaus aufzusuchen.

272. Tag

Austreibungsperiode

Die sogenannte Austreibungsperiode beginnt mit der vollständigen Eröffnung des Muttermundes und ist mit der Geburt des Kindes beendet. Bei Erstgebärenden dauert sie normalerweise zwischen einer und eineinhalb Stunden, bei Frauen, die bereits geboren haben, verkürzt sie sich auf etwa eine halbe Stunde.

Ist das kindliche Köpfchen tief ins Becken getreten und drückt auf die Beckenorgane, wird der Pressdrang ausgelöst. Dieser Zwang zum Mitpressen während der Wehe treibt das Kind vorwärts.

Die Austreibungsperiode mit den sogenannten Presswehen, die jetzt im Abstand von zwei Minuten auftreten können, ist für Mutter und Kind die anstrengendste Phase während der Geburt. Im Krankenhaus werden regelmäßig die Herztöne des Kindes überprüft, um ggf. eine Verminderung der Sauerstoffzufuhr des Kindes festzustellen.

Beim Durchtritt des kindlichen Köpfchens sollte die Hebamme oder der Geburtshelfer manuell den Damm schützen. Es wird versucht ein zu schnelles Herauspressen des Kopfes zu verhindern, damit das Dammgewebe sich dehnen kann und nicht reißt. Nachdem der Kopf geboren ist, folgt der restliche Körper, der einen geringeren Durchmesser als der Kopf hat, problemlos. Presswehen sind Wehen, die das Baby durch die Scheide schieben und von der Gebärenden durch starkes Pressen unterstützt werden können.

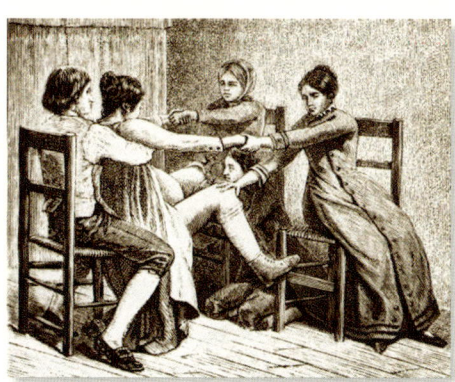

Durch die Presswehen wird das Kind herausgetrieben.

273. Tag

Plazentarperiode und Nachgeburt

Mit der Geburt des Kindes beginnt die Nachgeburts- oder Plazentarperiode, die etwa 20 Minuten dauert. Sie ist mit der Ausstoßung der Plazenta beendet.

Während der Nachtgeburtsperiode gibt es noch eine Zeit lang Wehen, die aber selten schmerzhaft sind. Durch die Nachwehen löst sich die Plazenta von der Gebärmutter ab und wird durch Mitpressen der Frau ausgestoßen. Die Nachgeburtswehen führen darüber hinaus zu einer Verkleinerung der Gebärmutter.

Zunehmend wird in den Kliniken, ohne dies vorher mit den Frauen zu besprechen, nach der Geburt des Kindes ein Medikament verabreicht, das die Nachwehen beschleunigt – damit zieht sich die Gebärmutter wieder zusammen. So kann sich die Plazentarperiode auf etwa zehn Minuten reduzieren und der Blutverlust kann verringert werden.

Nachdem die Plazenta geboren ist, muss sie auf Vollständigkeit untersucht werden, da in der Gebärmutter verbliebene Reste zu schweren Blutungen und Infektionen führen können.

Wenn die Plazenta geboren ist, beginnt für die Frau die Wochenbettphase. Die Frau, die soeben entbunden hat, heißt nun Wöchnerin.

274. Tag

Der Fötus kurz vor der Geburt

Jetzt ist der Fötus 600-mal so schwer wie noch vor einem halben Jahr.

Im Bereich seiner Därme sammelt sich mehr und mehr Stuhl, auch Mekonium oder Kindspech genannt. Das meiste dieser zähen dunklen Masse aus Hautzellen und verschluckten Haaren, eingedickter Galle und Fruchtwasser wird in den ersten 24 bis 48 Stunden nach der Geburt des Kindes ausgeschieden. Bei Verzögerung der Geburt (Übertragung) erfolgt die Ausscheidung in das Fruchtwasser.

Es wird immer enger für den Fötus und seine Bewegungen immer mehr eingeschränkt. Seine Arme und Beine sind gebeugt und an den Rumpf angelegt. Fast immer hat sich die Lanugo-Behaarung zurückgebildet, aber manchmal bleibt ein kleiner Haarflaum auf den Ohrläppchen, auf der Stirn oder auf dem Rücken zurück.

So groß ist der Fötus	
AU	345 mm
FOD	116 mm
BIP	97 mm
KU	333 mm
Gewicht	3 619 g
Länge	50 cm

In Vorbereitung auf die optimale Geburtsposition liegen die meisten Föten jetzt in der sogenannten Hinterhauptlage. Das Kinn liegt fest auf die Brust gedrückt.

Was ist eine „normale" Geburt?

Eine Geburt wird als normal bezeichnet, wenn das Kind nach einer Schwangerschaftsdauer von 259 bis 293 Tagen und einer Geburtsdauer von drei bis 18 Stunden aus der vorderen Hinterhauptlage geboren wird. Hinzu kommt, dass die Fruchtblase während der Eröffnungsperiode springt, der Blutverlust der Mutter 500 Milliliter nicht übersteigt, und Mutter und Kind während der Geburt nicht wesentlich gefährdet sind.

275. Tag

Apgar-Score

Insgesamt dreimal – unmittelbar nach der Entbindung, nach fünf und nach zehn Minuten – wird der Geburtshelfer das Neugeborene nach fünf Kriterien, dem sogenannten Apgar-Score bewerten. Der Apgar-Score ist ein Punkteschema, das 1953 von der amerikanischen Anästhesistin Virginia Apgar vorgestellt wurde. Es dient dazu, die Anpassung an das Leben außerhalb der Gebärmutter objektiv zu beschreiben.

Für jedes Kriterium werden zwischen null und zwei Punkte vergeben.

Apgar 9 – 10 bedeutet optimal lebensfrisch
Apgar 7 – 8 bedeutet noch lebensfrisch
Apgar 5 – 6 bedeutet leichter Depressionszustand
Apgar 3 – 4 bedeutet mittelschwerer Depressionszustand
Apgar 0 – 2 bedeutet schwerer Depressionszustand

Kriterien	0 Punkte	1 Punkt	2 Punkte
Herzfrequenz	nicht hörbar	‹ 100/Minute	› 100/Minute
Atmung	keine	unregelmäßig, flach, langsam	regelmäßig, schreiend
Muskeltonus	schlaff	träge, wenig Bewegungen	aktive Bewegung, voller Beugetonus
Reflex-erregung	keine Reaktion	verminderte Reaktion, Grimasse	kräftiges Schreien, Abwehr
Hautfarbe	zyanotisch, blau, blass	Körper rosig, Extremitäten blau	gesamter Körper rosig

276. Tag

Schmerzlinderung während der Geburt

Neben den schon erwähnten schmerzlindernden Verfahren wie der
- Atemtechnik nach der Lamaze-Methode (siehe Seite 262) und der
- Periduralanästhesie (siehe Seite 269)

werden in der modernen Geburtsbegleitung auch zunehmend alternative Methoden eingesetzt.

Einige dieser Verfahren sind wissenschaftlich untersucht, für andere gibt es lediglich Erfahrungsberichte.

Akupunktur

Die Wirkung der Akupunktur als Schmerzlinderung unter der Geburt ist gut untersucht. Sie wird häufig schon im Rahmen der Geburtsvorbereitung im letzten Monat vor der Geburt eingesetzt, um die Wehentätigkeit zu regulieren. Unter der Akupunktur kann die Geburtsdauer verkürzt werden, die Stimmung der Mütter verbessert sich, sie sehen der Geburt positiv entgegen und die Angst wird geringer.

Homöopathie

Es gibt eine Reihe homöopathischer Mittel, die bei Wehenschmerzen, Unruhe, Angst, Erregung, Depressionen und Wundschmerzen, zum Beispiel am Damm, eingesetzt werden können.

Bachblüten- und Aromatherapie

Diese Verfahren werden eher zur Verbesserung des Wohlbefindens eingesetzt, um den seelischen Zustand zum Beispiel bei Überanstrengung, starken Emotionen, Nervosität oder Erregungszuständen ins Gleichgewicht zu bringen. Welchen Anteil die tatsächliche pharmakologische Wirkung dieser Therapie oder der Plazeboeffekt hat, ist noch nicht ausreichend erforscht.

277. Tag

Wehenfördernde Rezepturen

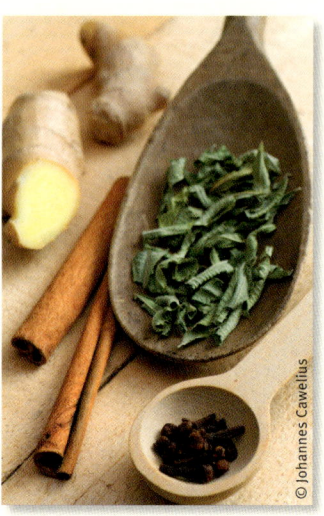

Jetzt, gegen Ende der Schwangerschaft, werden einige Schwangere ungeduldig. Wenn sich bis jetzt noch keine Wehen einstellen, das Kind aber schon tief im Becken sitzt, haben einige Frauen das Bedürfnis, irgendetwas zu unternehmen, um auf natürlichem Wege dazu beizutragen, dass sich die Wehen nun doch einstellen. Es gibt eine ganze Reihe von mehr oder weniger sinnvollen Hausmitteln, die Sie aber immer mit der Hebamme absprechen sollten, bevor Sie sie einsetzen.

Ein Wehentee soll helfen, Wehen auszulösen.

Treppensteigen: Zur Wehenförderung wird in den Krankenhäusern meist dazu geraten, Treppen auf und ab zu steigen und sich viel zu bewegen.

Stimulation der Brustwarzen: Ein altbekanntes Mittel, damit sich die Wehen einstellen, ist die Stimulation der Brustwarzen.

Wehentee: Von den Hebammen wird gern ein sogenannter Wehentee empfohlen, der die Wehen auslösen soll.

Lange glaubte man auch, dass Sex wehenfördernd ist, und erklärte sich dies damit, dass sich im Sperma Prostaglandine befinden, die am Muttermund Wehen anregen könnten. Neuere Untersuchungen haben aber gezeigt, dass Sex kein wirksamer Beitrag zur Wehenförderung ist.

> **Wehentee**
>
> 1 l kochendes Wasser, 1 Stange Zimt, 10 Nelken, 1 kleine Ingwerwurzel, 1 EL Verbenetee
> Gut durchziehen lassen und über den Tag verteilt lauwarm trinken.

278. Tag

Medikamentöse Wehenförderung

Zur Geburtseinleitung oder zur Geburtsbeschleunigung kann der Arzt ein künstlich hergestelltes Hormon, das Oxytocin, einsetzen, das auf die Gebärmuttermuskulatur wirkt und Wehen auslöst. Oxytocin kann als Tablette, Scheidentablette, in einem Gel oder als Infusion verabreicht werden.

Oxytocin gibt es auch als Schmelztablette, die unter der Zunge zergeht. Diese Verabreichungsform hat den Vorteil, dass die Schwangere die Wehenfrequenz erhöhen oder verringern kann, indem sie mehr oder weniger stark an der Tablette lutscht.

Der sogenannte Wehentropf, also wenn das wehenfördernde Medikament intravenös verabreicht wird, hat den Nachteil, dass die Schwangere in ihrer Bewegungsfreiheit erheblich eingeschränkt ist.

Wehen, die mit Oxytocin eingeleitet oder verstärkt werden, sind meist stärker, folgen dichter aufeinander, dauern insgesamt länger und sind schmerzvoller als normale Wehen. Der Bedarf an schmerzstillenden Mitteln ist beim Einsatz von Oxytocin meist erhöht.

40. Woche

279. Tag

Formalitäten in der ersten Woche nach der Geburt

Meldung beim Standesamt

In der ersten Woche nach der Geburt sollten Sie Ihr Baby beim Standesamt anmelden. Dort erhalten Sie mehrere beglaubigte Geburtsurkunden. Es gibt Kliniken, die diese Formalität für Sie erledigen. Sie brauchen dafür:

- eine ärztliche Bescheinigung oder Bescheinigung der Hebamme (bei Hausgeburt oder Geburt im Geburtshaus) über die Geburt,
- einen gültigen Personalausweis oder Reisepass der Mutter und ggf. des Vaters,
- wenn die Eltern verheiratet sind: das Familienbuch bzw. eine beglaubigte Abschrift des Familienbuches (Heiratsurkunde),
- wenn die Eltern ledig sind: Abstammungs- bzw. Geburtsurkunde der Mutter und ggf. des Vaters, ggf. Nachweis über eine bereits abgegebene Vaterschaftsanerkennung und Sorgeerklärungen (früher Sorgerechterklärung genannt) sowie Abstammungs- bzw. Geburtsurkunde des Vaters.

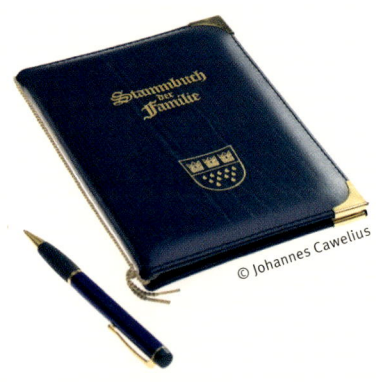

In das Familienbuch wird die Geburtsurkunde eingeheftet.

Anmeldung beim Einwohnermeldeamt

Da das Einwohnermeldeamt nicht immer vom Standesamt über den neuen Bürger benachrichtigt wird, sollten Sie so schnell wie möglich nach der Geburt das Kind in die Steuerkarte eintragen lassen. Bei Arbeitnehmern erhöht sich dadurch das Nettogehalt. Gegebenenfalls können Sie für das Kind auch gleich einen Kinderausweis ausstellen lassen. Ein Foto benötigen Sie dafür nicht.

280. Tag

Weitere Formalitäten

Familiennamen

Innerhalb von 30 Tagen nach der Geburt können Eltern, die verschiedene Familiennamen führen, aber das gemeinsame Sorgerecht haben, den gewünschten Familiennamen des Kindes beim Standesamt eintragen lassen. Hat nur ein Elternteil das Sorgerecht, erhält das Kind grundsätzlich dessen Familiennamen.

Krankenversicherung

Das Baby ist von Anfang an krankenversichert. Wenn eine Familienversicherung in einer gesetzlichen Kasse besteht, ist das Kind kostenlos mitaufgenommen. Wenn ein Elternteil privat versichert und der andere gesetzlich ist, und wenn der privat Versicherte das höhere Einkommen hat, muss die private Versicherung das Kind (ohne Risikoprüfung, aber gegen einen eigenen Beitrag) aufnehmen. Dazu müssen Sie Ihr Kind innerhalb von zwei Monaten nach der Geburt bei der Versicherung anmelden, d. h. eine Geburtsurkunde schicken.

Kindergeld

Kindergeld wird rückwirkend nur für ein halbes Jahr gezahlt, daher beantragen Sie es zügig bei der Familienkasse oder beim Arbeitsamt.

Elterngeld

Das Elterngeld (zwei Drittel des letzten Nettoeinkommens) ist eine Art Lohnersatz und sollte innerhalb von drei Monaten nach der Geburt beantragt werden.

Elternzeit

Spätestens sieben Wochen vor dem geplantem Beginn soll die Elternzeit beim Arbeitgeber angemeldet werden – und zwar schriftlich.

281. Tag

Geburtstermin

Heute ist der errechnete Geburtstermin Ihres Kindes. Wenn sich bis hierher alles zeitgerecht und gesund entwickelt hat, ist nun alles für die Geburt bereit. Sie sind 38 Wochen schwanger (seit der Befruchtung) und haben rein rechnerisch die 40. Schwangerschaftswoche hinter sich.

Falls Sie es bis jetzt geschafft haben, bedeutet dies aber nicht, dass der errechnete Geburtstermin auch tatsächlich der Geburtstag Ihres Babys sein wird.

> **Die wenigsten Geburten finden am Tag des errechneten Geburtstermins statt.**

Meist finden die Geburten im Zeitfenster zwischen zwei Wochen vor bis zwei Wochen nach dem errechneten Geburtstermin statt. Es kann also durchaus sein, dass sich Ihr Baby noch Zeit lässt. Allerdings wird der Arzt Sie ab jetzt in kürzeren Zeitabständen sehen wollen, um zu kontrollieren, dass es dem Fötus noch gut geht.

Rat und Hilfe

Wichtige Adressen

Bundesministerium für Familie, Senioren, Frauen und Jugend
11018 Berlin
Tel. 0180 1907050 (Mo – Do 9 – 18 Uhr)
www.bmfsfj.de

Bundesversicherungsamt – Mutterschaftsgeldstelle
Friedrich-Ebert-Allee 38
53113 Bonn
Tel. 0228 6191888 (täglich von 9 – 12 Uhr, Do auch 13 – 15 Uhr)
www.mutterschaftsgeld.de

Gesellschaft für Geburtsvorbereitung
– Familienbildung und Frauengesundheit – Bundesverband e. V.
Ebersstr. 68
10827 Berlin
Tel. 030 45026920
Fax 030 45026921
E-mail: gfg@gfg-bv.de
www.gfg-bv.de

Netzwerk der Geburtshäuser e. V.
Verein zur Förderung der Idee der Geburtshäuser
in Deutschland e. V.
Kasseler Str. 1a
Geschäftsstelle
60486 Frankfurt/Main
Tel. 069 71034475
Fax 069 71034476
www.geburtshaus.de

Nützliche Links

www.babyfreundlich.de
www.familienkasse.de
www.hebinfo.de
www.nabelschnurblut.de
www.saling-institut.de
www.topffit.de
www.vita34.de

Quellen

Biparietaler Durchmesser (BIP)

R. J. M. Snijders, K. H. Nicolaides: Fetal biometry at 14−40 weeks' gestation. Ultrasound Obstet. Gynecol. 4 (1994) 34−48.

C. L. Jensen: Effect of n-3 fatty acids during pregnancy and lactation. Am J Clin Nutr 83 (Suppl) (2006) 1452S−7S.

M. Makrides, L. Duley, S. F. Olsen: Marine oil, and other prostaglandin precursor, supplementation for pregnancy uncomplicated by pre-eclampsia or intrauterine growth restriction. Cochrane Database Syst Rev 3 (2006) CD003402.

S. F. Olsen, M. L. Osterdal, J. D. Salvig, T. Weber, A. Tabor, N. J. Secher: Duration of pregnancy in relation to fish oil supplementation and habitual fish intake: a randomised clinical trial with fish oil. Eur J Clin Nutr (7. Febr. 2007) e-pub.

Umfang des Brustkorbes (AU/AC)

R. J. M. Snijders, K. H. Nicolaides: Fetal biometry at 14−40 weeks' gestation. Ultrasound Obstet. Gynecol. 4 (1994) 34−48.

Fruchtsackdurchmesser Chorionhöhlendurchmesser (CHD)

A. Rempen: Vaginale Sonographie im ersten Trimenon; II. Quantitative Parameter; Z. Geburtsh. u. Perinat. 195 (1991) 163−171.

Durchmesser des Kopfes von vorne nach hinten (frontooccipitaler Durchmesser, FOD)

R. J. M. Snijders, K. H. Nicolaides: Fetal biometry at 14−40 weeks' gestation. Ultrasound Obstet. Gynecol. 4 (1994) 34−48.

Gewicht des Kindes

F. P. Hadlock, R. B. Harrist et al: In Utero Analysis of Fetal Growth: A sonographic Weight Standard, Radiology 130 (Okt. 1991) 129–133.

Umfang des Kopfes (KU)

R. J. M. Snijders, K. H. Nicolaides: Fetal biometry at 14−40 weeks' gestation. Ultrasound Obstet. Gynecol. 4 (1994) 34−48.

Scheitel-Steiß-Länge/Crown-Rump-Length (SSL/CRL)

A. Rempen: Vaginale Sonographie im ersten Trimenon; II. Quantitative Parameter; Z. Geburtsh. u. Perinat. 195 (1991) 163−171.

Durchmesser des fetalen Brustkorbes (abdomino-transversaler Durchmesser, ATD oder THQ/AQ)

E. Merz, S. Wellek; Ultraschall in Med. 17 (1996) 153−162.

Buchtipps

Ingrid Bauer, Es geht auch ohne Windeln, Kösel 2008

Cornelia Enning, Erlebnis Wassergeburt, vgs-Verlag 2003

Gabriele Grünebaum, Das neue große Baby-Buch: Alles was Eltern wissen müssen, Compact Verlag 2004

Gabriele Grünebaum, Kinderwunsch und Schwangerschaft: Die 100 häufigsten Fragen und Antworten, vgs Verlag 2003

Frédérick Leboyer, Sanfte Hände: Die traditionelle Kunst der indischen Baby-Massage, Kösel 2008

Frédérick Leboyer, Geburt ohne Gewalt, Kösel 2007

Eh man auf die Welt gekommen ...

Eh man auf die Welt gekommen
und noch so still vorlieb genommen,
da hat man noch bei nichts was bei;
man schwebt herum, ist schuldenfrei,
hat keine Uhr und keine Eile
und äußerst selten Langeweile.
Allein, man nimmt sich nicht in acht,
und schlupp! ist man zur Welt gebracht …

Wilhelm Busch

Register